全国高等教育五年制临床医学专业教材精编速览

病理生理学

主　编　王蔚东　谭红梅

副主编　李春凌　陆立鹤

中国健康传媒集团

中国医药科技出版社

内容提要

本书是全国高等教育五年制临床医学专业教材《病理生理学》的精编速览，分为18章。其紧扣教材知识点，精练教材重点、难点，有助于考生自我巩固所学知识和快速测试所学知识的掌握程度。本书可供全国高等教育五年制临床医学专业本科、专科学生和参加医学研究生入学考试的考生使用，也可直接作为医学生准备执业医师考试的模拟练习用书。

图书在版编目（CIP）数据

病理生理学／王蔚东，谭红梅主编．—北京：中国医药科技出版社，2018.12

全国高等教育五年制临床医学专业教材精编速览

ISBN 978－7－5214－0578－1

Ⅰ.①病…　Ⅱ.①王…②谭…　Ⅲ.①病理生理学—高等学校—教学参考资料　Ⅳ.①R363

中国版本图书馆CIP数据核字（2018）第261343号

美术编辑　陈君杞
版式设计　诚达誉高

出版　**中国健康传媒集团**｜中国医药科技出版社
地址　北京市海淀区文慧园北路甲22号
邮编　100082
电话　发行：010－62227427　邮购：010－62236938
网址　www.cmstp.com
规格　889×1194mm 1/16
印张　8
字数　199千字
版次　2018年12月第1版
印次　2018年12月第1次印刷
印刷　三河市百盛印装有限公司
经销　全国各地新华书店
书号　ISBN 978－7－5214－0578－1
定价　28.00元

《全国高等教育五年制临床医学专业教材精编速览》
《全国高等教育五年制临床医学专业同步习题集》

出版说明

为满足全国高等教育五年制临床医学专业学生学习与复习需要，帮助医学院校学生学习、理解和记忆教材的基本内容和要点，并进行自我测试，我们组织了国内一流医学院校有丰富一线教学经验的教授级教师，以全国统一制订的教学大纲为准则，围绕临床医学教育教材的主体内容，结合他们多年的教学实践编写了《全国高等教育五年制临床医学专业精编速览》与《全国高等教育五年制临床医学专业同步习题集》两套教材辅导用书。

本教材辅导用书满足学生对专业知识结构的需求，在把握教材内容难易程度上与相关教材相呼应，编写的章节顺序安排符合教学规律，按照教案形式归纳总结，内容简洁，方便学生记忆，使学生更易掌握教材内容，更易通过考试测试。在《精编速览》中引入“重点、难点、考点”“速览导引图”“临床病案分析”，使学生轻松快速学习、理解和记忆教材内容与要点；《同步习题集》是使学生对学习效果进行检测，题型以选择题［A 型题（最佳选择题）、B 型题（共用备选答案题）、X 型题（多项选择题）］、名词解释、填空题、简答题、病例分析题为主。每道题后附有答案与解析，可以自测自查，帮助学生了解命题规律与提高解题能力。

本书可供全国高等教育五年制临床医学专业本科、专科学生和参加医学研究生入学考试的考生使用，也可直接作为医学生准备执业医师考试的模拟练习用书。

中国医药科技出版社
2018 年 12 月

《全国高等教育五年制临床医学专业教材精编速览》
《全国高等教育五年制临床医学专业同步习题集》

建设指导委员会

编 委 会

前 言

为了使医学生和相关专业学生更好地学习病理生理学知识、快速地掌握学习重点和难点、高效率地理解和把握核心知识，我们编写了全国高等教育五年制临床医学专业教材精编速览以及全国高等教育五年制临床医学专业教材同步习题集。《病理生理学》精编速览为全国高等教育五年制临床医学专业教材最新版《病理生理学》配套辅导用书，以全国医学院校教学大纲和执业医师考试大纲为依据，精炼教材内容，突出重点，减轻医学生学习负担，改变信息太多、思考太少的现状，供五年制医学生课后复习和期末备考使用，也可作为医学生准备研究生入学考试和执业医师考试的参考用书。

全书内容共分十八章，主要涉及疾病概论、基本疾病的病理生理过程、细胞病理生理学及人体各系统功能紊乱的病理生理学等方面的内容。内容简练、重点突出、条理清晰、知识点集中，有助于学生更好更快地掌握核心知识和基本方法。

本书由中山大学、吉林大学、华南理工大学、广东药科大学、广州医科大学等全国五所高等院校教学经验丰富的一线教师编写，各章的主编人员均具有教授或副教授职称。

本书的编写力求符合现代医学教育的最新理念，帮助学生在较短的时间内掌握病理生理学的核心知识和基本方法。

书中可能存在一些疏漏和不足之处，恳请广大师生和读者批评指正。

编　者

2018 年 12 月

目录

第一章　病理生理学及疾病概论

重点	疾病相关概念，疾病发生的原因、条件和诱因，疾病发生发展的一般规律及基本机制，疾病的转归
难点	脑死亡的标志及判定标准，脑死亡与植物状态临床鉴别
考点	基本病理过程的概念，疾病相关概念，疾病发生的原因、条件和诱因，疾病发生发展的一般规律，疾病发生发展的基本机制，疾病的转归

速览导引图

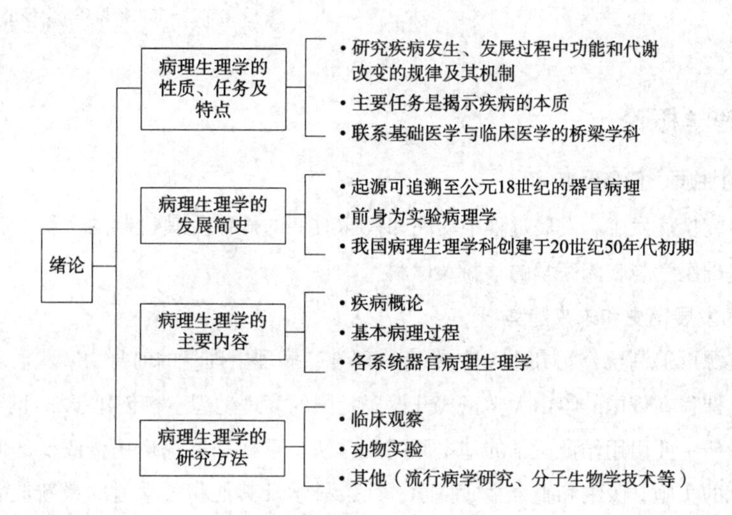

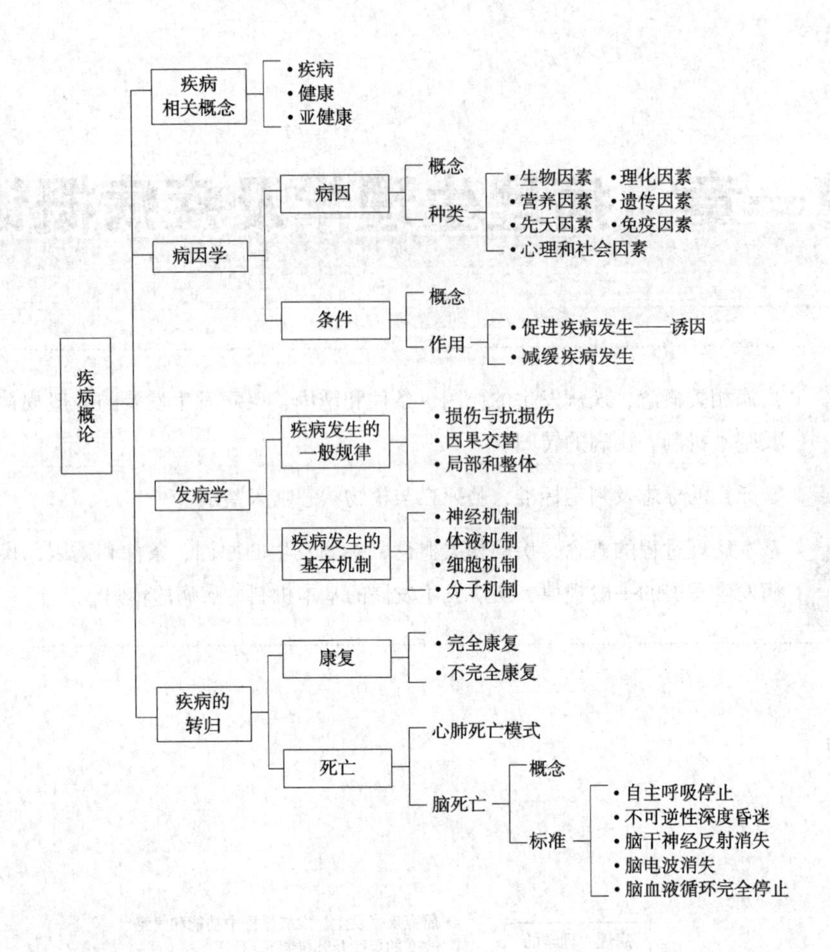

一、病理生理学概论

1. 病理生理学的性质、任务及特点

病理生理学是研究疾病发生、发展过程中功能和代谢改变的规律及其机制的学科，其主要任务是揭示疾病的本质，是联系基础医学与临床医学的“桥梁学科”。

2. 病理生理学的发展简史和未来趋势

病理生理学的起源可追溯至公元18世纪的器官病理学，病理生理学的前身为实验病理学。1879年，病理生理学作为一门独立课程在俄国的喀山大学正式开设。我国的病理生理学科创建于20世纪50年代初期。

病理生理学的教研中要引用循证医学的基本原则及方法，重视和追踪疾病谱改变的问题，加强与临床结合，促进个体化医疗的实施，吸纳和整合生命科学、社会科学及其他相关学科的最新成果，开展高水平科学研究，不断提高对疾病的诊治和预防水平。

3. 病理生理学的主要内容和学习方法

病理生理学一般包括三部分内容：①疾病概论。主要讨论疾病的概念、发生发展的原因、基本机制和转归。②基本病理过程。主要讨论多种疾病共同的、成套的功能和代谢变化。③各系统器官病理生理学。主要论述体内几个主要系统的某些疾病在发生、发展过程中可能出现的一些常见而共同的病理过程，临床上称其为综合征。作为一门与疾病密切联系的课程，病理生理学实验课的特点是大量涉及人类疾病模型的复制。

病理生理学是一门理论性和逻辑性很强的课程，学习过程中除了要掌握重点内容外，还要体会课程的特点，追踪相关领域的最新进展，重视实验课及临床实践和社会调查。

二、疾病概论

1. 疾病相关概念

（1）疾病　在一定的病因作用下，机体内稳态调节紊乱而导致的异常生命活动过程。

（2）健康　健康不仅是没有疾病或衰弱现象，而且是躯体上、精神上和社会适应上的一种完好状态。

（3）亚健康　指介于健康与疾病之间的生理功能低下的状态。

2. 病因学

研究疾病发生的原因和条件的科学。

（1）疾病发生的原因　即病因是指引起疾病必不可少的、赋予疾病特征或决定疾病特异性的因素，可以分为以下七大类。

①生物因素：主要包括病原微生物（如细菌、病毒、真菌、立克次体等）和寄生虫。这类病因引起各种感染性疾病，其致病性取决于病原体侵入的数量、毒性及侵袭力，亦与机体本身的防御及抵抗力强弱有关。

②理化因素：主要包括高温（或寒冷）、高压（或突然减压）、电流、辐射、机械力、噪声、强酸、强碱及毒物等，其致病性主要取决于理化因素本身的作用强度、部位及持续时间，而与机体的反应性关系不大。

③营养因素：维持生命活动必需的物质，摄入不足或过多时都可引起疾病。

④遗传因素：遗传因素指染色体或基因等遗传物质畸变或变异引起的疾病。由遗传因素所决定的个体患病风险（即在相同环境下不同个体患病的风险）称为遗传易感性。

⑤先天因素：先天因素指那些损害胎儿发育的因素。

⑥免疫因素：免疫反应过强、免疫缺陷或自身免疫反应等免疫因素均可对机体造成影响，甚至导致疾病。

⑦心理和社会因素：心理和社会因素，包括长期的紧张工作，不良的人际关系，恐惧、焦虑、悲伤、愤怒等情绪反应以及自然灾害、生活事件的突然打击等。

（2）疾病发生的条件　是指能促进或减缓疾病发生的某种机体状态或自然环境。条件本身不引起疾病，但可影响病因对机体的作用，促进或减缓疾病的发生。病因或条件在不同疾病中可互相转化。

条件中能够加强病因作用而促进疾病发生发展的因素称为诱因。有些因素与特定疾病的发生发展明显相关，但又不宜归类于病因，被称为危险因素。

3. 发病学

主要研究疾病发生、发展的一般规律和共同机制。

（1）疾病发生、发展的一般规律

损伤与抗损伤：在疾病发生发展过程中，损伤与抗损伤作用常常同时出现，贯穿始终不断变化，且可相互转化。损伤与抗损伤反应的斗争及其力量对比常常影响疾病的发展方向和转归。

因果交替：疾病发生发展过程中，由原始病因作用于机体所产生的结果又可作为病因，引起新的后果。这种因果的相互转化常常促进疾病的恶化，导致恶性循环。此外，有些疾病一旦发生或进展到一定程度后，即使原始病因已消除，通过因果交替规律仍可推动疾病的进展。

局部与整体：疾病可表现为局部变化或全身变化或二者兼有。局部病变可通过神经和体液途径影响整体，反过来机体的全身功能状态也可通过神经和体液途径影响局部病变的发展。

（2）疾病发生的基本机制

神经机制：许多致病因素通过改变神经系统的功能而影响疾病的发生发展。致病因子可直接损害神经系统，干扰脑细胞代谢或通过神经反射引起相应器官系统的功能代谢变化。

体液机制：疾病中的体液机制指致病因素通过改变体液因子的数量或活性，引起内环境紊乱而致病的过程。体液性因子主要通过内分泌、旁分泌、自分泌三种方式作用于靶细胞。此外，最近还发现有些分子通过内在分泌的方式影响细胞功能。

细胞机制：细胞是人体结构和功能的基本单位，致病因素可损伤细胞的代谢、功能和结构，从而引起细胞的自稳调节紊乱。

分子机制：在疾病过程中细胞的损伤均涉及分子的变化。分子病是由遗传物质或基因（包括 DNA 和 RNA）的变异引起的一类以蛋白质异常为特征的疾病。已经发现的分子病包括蚕豆病、Ⅰ型糖原沉积病、镰刀细胞贫血、地中海贫血、家族性高胆固醇血症、重症肌无力、胱氨酸尿症等。

4. 疾病的转归

疾病的转归主要有康复和死亡两种，损伤与抗损伤反应的斗争及其力量对比影响疾病的发展方向和转归。

（1）康复　根据康复的程度，可分为完全康复和不完全康复。

完全康复：是指疾病所致的损伤完全消失，机体的功能、代谢及形态完全恢复正常。

不完全康复：是指疾病所致的损伤得到控制，主要症状消失，机体通过代偿机制维持相对正常的生命活动，但是疾病基本病理改变并未完全恢复，有些可留有后遗症。

（2）死亡

心肺死亡模式：把心跳和呼吸的永久性停止作为死亡的标志，即心肺死亡模式。随着起搏器、呼吸机等复苏技术的普及和不断进步，心肺死亡模式受到了挑战。

脑死亡：全脑（包括大脑、间脑和脑干）功能不可逆的永久性丧失，机体作为一个整体功能永久性停止。

（3）脑死亡的标准　①自主呼吸停止（首要指标）；②不可逆性深度昏迷；③脑干神经反射消失（如瞳孔散大或固定，瞳孔对光反射、角膜反射、咳嗽反射、吞咽反射等）；④脑电波消失；⑤脑血液循环完全停止。

需要注意的是，脑干虽然是控制呼吸和心跳的中枢，但是由于心肌具有自发收缩特性，在脑干死亡后的一定时间内还可能有微弱的心跳，因此，心跳停止并不是评价脑死亡的标准之一。

（4）脑死亡与植物状态的临床鉴别（表 1－1）

表 1－1　脑死亡与植物状态的比较

	脑死亡	植物状态
定义	全脑功能丧失（大脑、间脑和脑干）	大脑皮质功能严重受损导致主观意识丧失，但保留皮层下中枢功能
自主呼吸	无	有*
意识	丧失	无意识，但有睡眠/醒觉周期
脑干反射	无	有
恢复的可能性	无	有

* 植物状态与脑死亡最根本的区别是植物状态患者仍保持自主呼吸功能。

（5）安乐死　指对患有不治之症的患者在濒死状态时，为了免除其精神和躯体上的极端痛苦，用医学方法结束生命的一种措施。由于安乐死涉及复杂的医学、社会学和伦理学问题，大多数国家（包括我国）尚未通过立法施行。

（谭红梅）

第二章　水、电解质代谢紊乱

重点	水、钠代谢紊乱的分类、原因，对机体的影响；高渗性脱水、低渗性脱水、等渗性脱水的概念；低钾血症和高钾血症的概念、原因与机制，对机体的影响
难点	钾代谢紊乱对神经、肌肉及心肌的影响
考点	水、钠代谢紊乱分类、原因、对机体的影响；高渗性脱水、低渗性脱水、等渗性脱水的概念；低钾血症和高钾血症的概念、原因与机制，对机体的影响

速览导引图

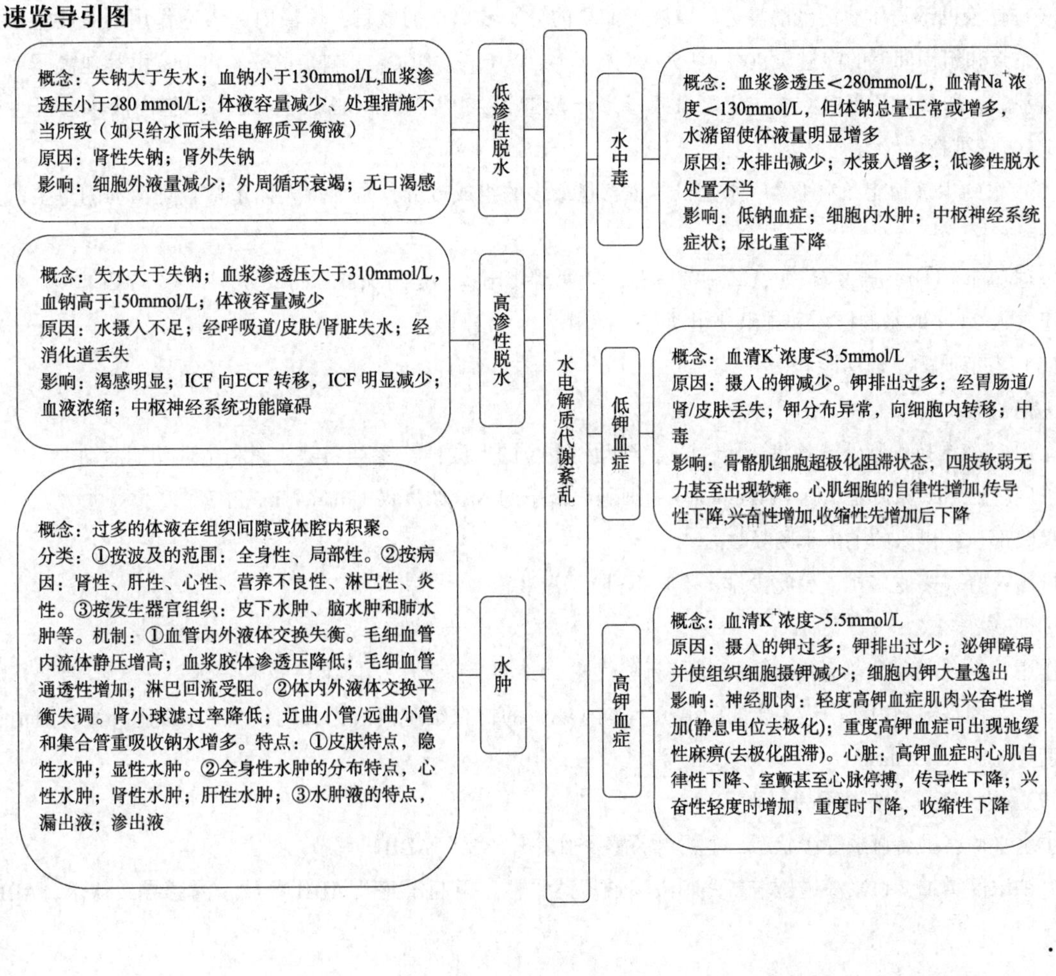

水电解质代谢紊乱

低渗性脱水

概念：失钠大于失水；血钠小于130mmol/L,血浆渗透压小于280 mmol/L；体液容量减少、处理措施不当所致（如只给水而未给电解质平衡液）

原因：肾性失钠；肾外失钠

影响：细胞外液量减少；外周循环衰竭；无口渴感

高渗性脱水

概念：失水大于失钠；血浆渗透压大于310mmol/L，血钠高于150mmol/L；体液容量减少

原因：水摄入不足；经呼吸道/皮肤/肾脏失水；经消化道丢失

影响：渴感明显；ICF向ECF转移，ICF明显减少；血液浓缩；中枢神经系统功能障碍

水肿

概念：过多的体液在组织间隙或体腔内积聚。

分类：①按波及的范围：全身性、局部性。②按病因：肾性、肝性、心性、营养不良性、淋巴性、炎性。③按发生器官组织：皮下水肿、脑水肿和肺水肿等。机制：①血管内外液体交换失衡。毛细血管内流体静压增高；血浆胶体渗透压降低；毛细血管通透性增加；淋巴回流受阻。②体内外液体交换平衡失调。肾小球滤过率降低；近曲小管/远曲小管和集合管重吸收钠水增多。特点：①皮肤特点，隐性水肿；显性水肿。②全身性水肿的分布特点，心性水肿；肾性水肿；肝性水肿；③水肿液的特点，漏出液；渗出液

水中毒

概念：血浆渗透压＜280mmol/L，血清Na^+浓度＜130mmol/L，但体钠总量正常或增多，水潴留使体液量明显增多

原因：水排出减少；水摄入增多；低渗性脱水处置不当

影响：低钠血症；细胞内水肿；中枢神经系统症状；尿比重下降

低钾血症

概念：血清K^+浓度<3.5mmol/L

原因：摄入的钾减少。钾排出过多：经胃肠道/肾/皮肤丢失；钾分布异常，向细胞内转移；中毒

影响：骨骼肌细胞超极化阻滞状态，四肢软弱无力甚至出现软瘫。心肌细胞的自律性增加,传导性下降,兴奋性增加,收缩性先增加后下降

高钾血症

概念：血清K^+浓度>5.5mmol/L

原因：摄入的钾过多；钾排出过少；泌钾障碍并使组织细胞摄钾减少；细胞内钾大量逸出

影响：神经肌肉：轻度高钾血症肌肉兴奋性增加(静息电位去极化)；重度高钾血症可出现弛缓性麻痹(去极化阻滞)。心脏：高钾血症时心肌自律性下降、室颤甚至心脉停搏，传导性下降；兴奋性轻度时增加，重度时下降，收缩性下降

一、水钠代谢紊乱

（一）正常水、钠代谢

1. 体液的容量和分布

（1）定义　体内的水与溶解在其中的物质共称为体液。体液是由水和溶解于其中的电解质、低分子有机化合物以及蛋白质等组成，广泛分布于组织细胞内外。

（2）体液的容量和分布　体液总量占体重的60%。

细胞内液（ICF），分布于细胞内的液体称细胞内液，占体重的40%，它的容量和成分与细胞的代谢和生理功能密切相关。

细胞外液（ECF），占体重的20%，由组织间液和血浆组成。组织间液占体重的15%，血浆亦称血管内液，占体重的5%。细胞外液构成了人体的内环境，机体为了保证新陈代谢的正常进行和各种生理功能的发挥，必须维持内环境相对稳定。

组织间液中有极少的一部分分布于一些密闭的腔隙（如关节囊、颅腔、胸膜腔、腹膜腔）中，为一特殊部分，也称第三间隙液。

（3）体液的电解质成分　细胞内液和细胞外液电解质成分有很大的差异，但阴、阳离子电荷数总和及总渗透压相等。细胞外液的组织间液和血浆的电解质在构成和数量上大致相等，在功能上可以认为是一个体系，主要包括：Na^+、K^+、Ca^{2+}、Mg^{2+}；Cl^-、HCO_3^-、HPO_4^{2-}、SO_4^{2-}、有机酸、蛋白质。两者的主要区别在于血浆含有较高浓度的蛋白质（7%），而组织间液的蛋白质含量仅为0.05%～0.35%，这与蛋白质不易透过毛细血管进入组织间液有关。其对维持血浆胶体渗透压和稳定血容量非常重要。

（4）体液的渗透压　溶液的渗透压取决于溶质的分子或离子的数目，体液内起渗透作用的溶质主要是电解质。血浆和组织间液的渗透压90%～95%来源于Na^+、Cl^-、HCO_3^-，剩余的5%～10%由其他离子、葡萄糖、氨基酸、尿素以及蛋白质等构成。血浆渗透压范围为280～310 mOsm/kg。维持细胞内液渗透压主要由K^+、HPO_4^{2-}维持。

（5）水的生理功能和水平衡　水是机体中含量最多的组成成分，是维持人体正常生理活动的重要营养物质之一。

生理功能：①促进物质代谢；②调节体温；③润滑作用；④是组织器官的成分。

正常人24小时水的摄入和排出处于动态平衡中。

（6）电解质的生理功能和钠平衡

①钠

作用：a. 维持细胞外液的渗透压；b. 参与动作电位的形成；c. 参与新陈代谢和生理功能活动。

浓度：血Na^+浓度是130～145mmol/L，细胞内液中的Na^+浓度仅10mmol/L左右。

吸收部位：摄入的钠由小肠吸收。

排出：肾（多吃多排，少吃少排，不吃不排）、汗液。

②钾

作用：a. 维持细胞静息电位；b. 维持新陈代谢；c. 调节渗透压；d. 维持酸碱平衡。

浓度：钾是细胞内液中最主要的阳离子，体内98%的钾在细胞内液，其余仅2%在细胞外液；血清钾正常浓度为3.5～5.5mmol/L。

（7）体液容量及渗透压的调节

①水平衡：维持血浆等渗状态，主要由渴感及血管升压素（ADH）调节。

血钠浓度增加，血浆渗透压增高，刺激渗透压感受器，引起渴感及ADH释放，渴感导致饮水，ADH改变肾集合管的通透性，增加水重吸收，排出较少量高渗尿，体内水的容量因此而增加，血钠浓度降低，血浆渗透压恢复正常；反之，则抑制渴感和 ADH 的释放。

②钠平衡：钠平衡参与维持血容量及组织灌流，主要受醛固酮调节。

血容量减少，刺激压力感受器，引起球旁细胞分泌肾素；肾素使血管紧张素原裂解为血管紧张素Ⅰ，后者在肺中转变为血管紧张素Ⅱ；血管紧张素Ⅱ刺激肾上腺皮质球状带细胞分泌醛固酮；醛固酮作用于肾集合管，促进钠离子的重吸收，增加体内钠的总量；使血钠水平与血浆渗透压升高，继而增加 ADH 机制促进水的重吸收，恢复血容量。

（8）血浆渗透压和血容量调节　血浆渗透压和血容量相对稳定是通过神经－内分泌系统的调节实现的。

①渗透压感受器主要分布在下丘脑视上核和室旁核。渗透压有 1%～2% 变动时，就可以影响血管升压素的释放。渗透压升高时，则刺激口渴中枢，引起口渴的感觉，机体主动饮水。

②血容量和血压的变化可通过左心房和胸腔大静脉处的容量感受器和颈动脉窦、主动脉弓的压力感受器而影响 ADH 的分泌。

③ADH 的分泌增多，ADH 通过集合管上皮细胞 V_2 受体－cAMP－PKA 通路促进水通道蛋白的磷酸化、迁移和蛋白表达增加，增加了水的通透性，促进集合管对水的重吸收，减少水的排出。

④同时抑制醛固酮的分泌，增加 Na^+ 的排出，降低细胞外液渗透压至正常。

⑤心房钠尿肽（ANP）和水通道蛋白也是影响水 Na^+ 代谢的重要体液因素。

（二）水钠代谢紊乱的分类

（1）脱水　低渗性脱水；高渗性脱水；等渗性脱水。

（2）水中毒。

（3）水肿。

（三）脱水

1. 低渗性脱水（低容量性低钠血症）

（1）特征

①失钠大于失水。

②血钠小于 130mmol/L，血浆渗透压小于 280mmol/L。

③体液容量减少。常见的原因是由于肾内或肾外丢失大量的液体或液体积聚在“第三间隙”或处理措施不当所致（如只给水而未给电解质平衡液）。

（2）病因

①肾性失钠：失钠性肾炎、长期应用利尿药而又进低盐饮食者。

②肾外失钠：呕吐、腹泻等导致等渗性缺水，饮水或治疗中只补水不补钠。

（3）影响　主要特点是细胞外液量减少。血容量减少，容易发生低血容量性休克。外周循环衰竭症状出现较早，患者有直立性眩晕、血压下降、四肢厥冷、脉搏细速等症状。无口渴感，不思饮，难以自觉从口服补充液体。

（4）治疗　目的是提高血钠至正常水平；轻者可口服 NaCl 或静脉滴注生理盐水；重者可给高渗盐水，但血钠水平提升不能太快。

2. 高渗性脱水（低容量性高钠血症）

（1）特征

①失水大于失钠。

②血浆渗透压大于 310mmol/L，血钠高于 150mmol/L。

③体液容量减少。

（2）病因　①水摄入不足；②经呼吸道失水，任何原因引起的过度通气；③经皮肤失水，如高热大汗、烧伤、糖尿病昏迷等；④经肾失水，可因 ADH 分泌减少或渗透性利尿；⑤经胃肠道丢失，呕吐、腹泻及消化道引流等可导致等渗或含钠量低的消化液丢失。

（3）影响　细胞外液丢失，失水多于失钠，血液浓缩，渴感明显；细胞内液向细胞外转移，细胞内液明显减少，细胞脱水致使细胞皱缩。细胞外液容量减少，渗透压升高，刺激渗透压感受器引起 ADH 分泌增加，因而尿量减少；中枢神经系统功能障碍，脱水热。

（4）治疗　去除病因，补充水分；总钠量减少者，补水同时可适当补钠；酸中毒未纠正者，应给碳酸氢钠。

3. 等渗性脱水

（1）特征　水钠成比例丢失，血容量减少，但血清 Na^+ 浓度和血浆渗透压仍在正常范围。

（2）病因　任何等渗性液体的大量丢失所造成的血容量减少，短期内均属等渗性脱水，如呕吐，腹泻，大面积烧伤，大量抽放胸腔积液、腹腔积液等。

单纯性的等渗性脱水临床上较少见。

（四）水中毒

1. 特征

（1）血浆渗透压 $<$ 280mmol/L，血清 Na^+ 浓度 $<$ 130mmol/L。

（2）体钠总量正常或增多，水潴留使体液量明显增多。

2. 病因

水排出减少；水的摄入过多；低渗性脱水治疗不当。

3. 影响

①低钠血症；②细胞内水肿；③中枢神经系统症状；④尿比重下降。

4. 治疗注意

①慢性患者，临床表现易被原发病掩盖；②急性患者，颅内压增高可致脑疝。

（五）水肿

1. 定义

水肿指过多的体液在组织间隙或体腔内积聚。

积水指发生于体腔内的水肿。

2. 分类

（1）按波及的范围：全身性水肿；局部性水肿。

（2）按发病原因：肾性、肝性、心性、营养不良性、淋巴性、炎性。

（3）按发生水肿的器官组织：皮下水肿、脑水肿、肺水肿等。

3. 机制

正常人体液容量和组织液容量是相对恒定的，依赖于机体对体内外液体交换平衡和血管内外液体交换平衡的完善调节。当平衡失调时，就发生水肿。

血管内外液体交换平衡失调——组织间液的生成 > 回流。

（1）影响血管内外液体交换的因素

①驱使血管内液向外滤出的力量

有效流体静压 = 平均毛细血管压（20mmHg） − 组织间液流体静压（ − 10mmHg） = 30mmHg

②使组织间液回流至毛细血管的力量

有效胶体渗透压 = 血浆胶体渗透压（25mmHg）－组织间液胶体渗透压（10mmHg）= 15mmHg

①②两者之差即为净滤过压 = 30 - 15 = 15mmHg。

③正常时组织间液的生成略大于回流。

淋巴回流：组织液回流剩余的部分须经淋巴系统回流进入血液循环。

淋巴管壁的通透性较高，蛋白质易通过，蛋白质、细胞代谢产生的大分子物质回吸收入体循环。

（2）血管内外液体交换平衡失调的主要原因

①毛细血管内流体静压增高，有效流体静压增大：充血性心力衰竭，肿瘤压迫静脉，静脉血栓。

②血浆胶体渗透压降低，有效胶体渗透压减小：蛋白质合成障碍，蛋白质丧失过多，蛋白质水解代谢增强。

③毛细血管通透性增大，血浆蛋白从毛细血管滤出，有效滤过压增大：炎症。

④淋巴回流受阻，水肿液在组织间隙中积聚：恶性肿瘤侵入并堵塞淋巴管，乳腺癌根治术等摘除主干通过的淋巴结以及丝虫病。

（3）体内外液体交换平衡失调——钠水潴留（球－管平衡失调）

①肾小球滤过率降低：广泛的肾小球病变，肾小球滤过面积明显减少，有效循环血量明显减少，肾血流量下降，球－管平衡失调。

②近曲小管重吸收钠水增多：继发于此的交感－肾上腺髓质系统、RAS 系统兴奋；近曲小管重吸收钠、水增多；心房钠尿肽（ANP）分泌下降；肾小球滤过分数增加，无蛋白滤液增多。

③肾小管与集合管重吸收增加：肾血流重分布，皮质肾单位血流下降近髓肾单位血流增加；醛固酮及 ADH 分泌增加灭活下降；血管升压素分泌增加；肾素－血管紧张素－醛固酮系统被激活后，血管紧张素Ⅱ生成增多，进而导致醛固酮分泌增加，并促使肾小管对钠的重吸收增多。

4. 特点

（1）皮肤特点

①隐性水肿：分布在组织间隙中的胶体网状物（化学成分是透明质酸、胶原及黏多糖等），对液体有强大的吸附能力和膨胀性，游离液体增加不明显，尚无明显外观表现的水肿。

②显性水肿：当液体积聚到一定量时，用手指按压该部位皮肤，游离的液体乃从按压点向周围散开，形成凹陷。

（2）常见全身性水肿的分布特点

①心性水肿：首先出现在身体低垂部位——重力效应。

②肾性水肿：首先出现在组织疏松的部位——结构特点。

③肝性水肿：腹腔积液较为多见——局部血流动力学因素参与。

（3）水肿液的特点

①漏出液：比重低、相对密度低、蛋白质低、细胞少。

②渗出液：相对密度高，蛋白质高，可见多数白细胞。

5. 影响

（1）有利作用　稀释毒素、运送抗体。

（2）不利影响　细胞营养障碍、水肿对器官组织功能活动的影响。

二、钾代谢紊乱

1. 正常钾代谢

（1）钾的体内分布：钾是细胞内液中最主要的阳离子，体内 98% 的钾在细胞内液，其余仅 2% 在细胞外液。

血清钾正常浓度为3.5~5.5mmol/L；胞内液的钾浓度约为140~150mmol/L。

（2）钾平衡的调节

①通过细胞膜 Na^+-K^+泵，改变钾在细胞内外液的分布。

②通过细胞内外的 H^+-K^+泵交换，影响细胞内外液钾的分布。

③通过肾小管上皮细胞内外跨膜电位的改变影响其排钾量。

④通过醛固酮和远端小管液流速，调节肾排钾量。

⑤通过结肠的排钾及出汗形式。

（3）钾的生理功能：维持细胞静息电位；维持新陈代谢；调节渗透压；维持酸碱平衡。

2. 钾代谢紊乱

（1）低钾血症

①特点血清 K^+浓度<3.5mmol/L，体内钾总量不一定减少。

②原因和机制

a. 饮食中摄入的钾减少，少见。

b. 钾排出过多，可经不同途径丢失：经胃肠道丢失，见于呕吐、腹泻等；经肾丢失，见于过量应用排钾利尿剂，肾小管性酸中毒，盐皮质激素过多，镁缺失；经皮肤汗液失钾；钾分布异常，向细胞内转移；某些毒物中毒。

③对机体的影响

a. 急性者神经-肌肉功能障碍

骨骼肌：四肢软弱无力甚至出现软瘫（超极化阻滞）。机制：由于细胞外液钾浓度急剧降低时，细胞内外液钾浓度的比值变大，静息状态下细胞内液钾外流增加，使静息电位负值增大，与阈电位之间的距离增大，细胞处于超极化阻滞状态，兴奋性降低，严重时甚至不能兴奋。

胃肠：运动减弱，甚至肠梗阻。

心血管系统：心律失常，心肌细胞的自律性增加，传导性下降，兴奋性增加，收缩性先增加后下降。

b. 慢性缺钾：低钾血症多见。

肾脏浓缩下降，多尿，低比重尿。

易发生高血糖、负氮平衡对 K^+的摄取异常增多，机制未明。

④防治：防治原发病；补钾原则是尽量口服，静脉点滴者低浓度、慢速，见尿补钾，不能操之过急。

（2）高钾血症

①特点：血清 K^+浓度>5.5mmol/L，体钾总量不一定增多。

②原因和机制

a. 摄入过多：极为罕见，多为医源性，如经静脉输入过多钾盐或输入大量库血。

b. 排出减少：见于肾衰竭，排钾功能障碍；肾上腺皮质功能不全；保钾利尿剂竞争性阻断醛固酮的作用。

c. 泌钾障碍并使组织细胞摄钾减少。

d. 细胞内钾大量逸出，主要见于组织分解：如溶血和挤压综合征；酸中毒缓冲时细胞内外 H^+-K^+交换增加，肾小管上皮细胞 H^+-Na^+交换增加，Na^+-K^+交换下降；胰岛素缺乏和高血糖，过量β受体阻断，妨碍 K^+进入细胞；缺氧时细胞膜上 Na^+-K^+泵运转障碍，细胞外 K^+不易进入细胞内。

③对机体的影响：膜电位异常引发的骨骼肌和心肌功能障碍。

a. 神经、肌肉

轻度高钾血症肌肉兴奋性增加（静息电位去极化）。

重度高钾血症可出现弛缓性麻痹（去极化阻滞）。

b. 心脏

心肌自律性下降、传导性下降。

兴奋性轻度时增加重度时下降、收缩性下降。

严重的传导阻滞，室颤甚至心脉停搏，导致死亡。

④防治

a. 防治原发病，但更需紧急抢救。

b. 对抗钾对心肌的毒性作用。

c. 排出过多的钾：透析，阳离子交换树脂。

d. 使细胞外钾转入细胞内：应用葡萄糖和胰岛素静脉输入促进糖原合成，或输入碳酸氢钠提高血液 pH，促使钾向细胞内转移，而降低血钾浓度。

e. 应用钙剂和钠盐拮抗高钾血症的心肌毒性作用。

f. 纠正其他电解质代谢紊乱：高钾血症时很可能伴有高镁血症，应及时检查处理。

三、镁代谢紊乱

（一）低镁血症

定义　血清镁浓度低于 0.75mmol/L，称为低镁血症。

1. 原因和机制

（1）镁摄入不足：长期禁食、厌食、恶心、经静脉输注无镁的肠外营养液等。

（2）吸收障碍。

（3）镁排出过多。

①经胃肠道排出过多：严重呕吐、腹泻和持续胃肠引流。

②经肾脏排出过多。

③透析失镁：尿毒症等疾病时使用大量无镁透析液。

④汗液失镁：运动员在剧烈运动时。

（4）细胞外液镁转入细胞过多。

（5）其他原因：肝硬化、充血性心力衰竭、心肌梗死、低钾血症。

2. 对机体的影响

（1）神经－肌肉和中枢神经系统　神经－肌肉和中枢神经系统应激性增高。

机制：神经－肌肉接头处释放乙酰胆碱增多；终板膜上乙酰胆碱受体的敏感性增高；Mg^{2+} 抑制作用减弱。

（2）对心血管的影响　心律失常、高血压、动脉粥样硬化、冠心病。

（3）对代谢的影响　低钙血症、低钾血症。

（二）高镁血症

定义：血清镁浓度高于 1.25mmol/L。

1. 原因和机制

（1）镁摄入过多　静脉内补镁过快过多。

（2）肾排镁过少　是高镁血症最重要的原因。

（3）细胞内镁外移过多　细胞严重损伤或分解代谢亢进；发生高钾血症。

2. 对机体的影响

血清镁浓度不超过2mmol/L时，临床上很难觉察高镁血症对机体的影响。

(1) 神经、肌肉和中枢神经系统

①可出现肌无力、弛缓性麻痹、膝腱反射减弱或消失、嗜睡或昏迷。

②严重者可因呼吸肌麻痹而死亡。

(2) 对心血管的影响

①传导阻滞和心动过缓。

②心电图P-R间期延长和QRS综合波增宽，T波增高。

(3) 对平滑肌的影响　抑制。

①外周阻力降低和动脉血压下降。

②对内脏平滑肌的抑制可引起恶心、呕吐、嗳气、便秘、尿潴留等症状。

四、钙磷代谢紊乱

（一） 低钙血症

1. 定义

当血清蛋白浓度正常时，血钙低于2.2mmol/L或血清钙低于1.0mmol/L。

2. 病因和发生机制

(1) 维生素D代谢障碍　食物中缺少或紫外线照射不足；肠吸收障碍；羟化障碍。

(2) 甲状旁腺功能减退PTH缺乏；PTH抵抗：受体异常。

(3) 慢性肾衰竭。

(4) 低镁血症　使PTH分泌减少。

(5) 急性胰腺炎。

(6) 低白蛋白血症（肾病综合征）、妊娠、大量输血等。

3. 对机体的影响

(1) 神经、肌肉　兴奋性增加，可出现肌肉痉挛、手足搐搦、喉鸣与惊厥。

(2) 骨骼　佝偻病；成人可表现为骨质软化、骨质疏松和纤维性骨炎等。

(3) 心肌　心肌兴奋性和传导性升高、动作电位平台期延长，不应期亦延长。

(4) 婴幼儿缺钙时，免疫力低下，易发生感染。

(5) 慢性缺钙，可致皮肤干燥、脱屑、指甲易脆和毛发稀疏等。

（二） 高钙血症

1. 定义

血清钙大于2.75mmol/L，或血清钙大于1.25mmol/L。

2. 病因和发生机制

(1) 甲状旁腺功能亢进症。

(2) 恶性肿瘤　恶性肿瘤和恶性肿瘤骨转移是引起血钙升高的最常见原因。

(3) 维生素D中毒。

(4) 甲状腺功能亢进症　甲状腺素具有溶骨作用。

(5) 肾上腺功能不全、维生素A摄入过量、类肉瘤病、应用噻嗪类药物等。

3. 对机体的影响

(1) 对神经、肌肉　兴奋性降低，表现为乏力、表情淡漠、腱反射减弱，严重可出现精神障碍、木僵和昏迷。

（2）对心肌　Na^+内流竞争抑制（膜屏障作用）增强，心肌兴奋性和传导性降低。动作电位平台期缩短，复极加速。

（3）肾损害　肾对高钙血症敏感，主要损伤肾小管。

（4）其他　多处异位钙化灶的形成，引起相应组织器官功能损害。

（三）低磷血症

（1）定义　血清无机磷浓度小于0.8mmol/L。

（2）病因和发病机制　小肠磷吸收减低；尿磷排泄增加；磷向细胞内转移。

（3）对机体的影响　重者可有肌无力、感觉异常、鸭态步、骨痛、佝偻病、病理性骨折、易激惹、精神错乱、抽搐和昏迷等。

（四）高磷血症

（1）定义　血清磷成人大于1.61mmol/L，儿童大于1.90mmol/L。

（2）病因和发生机制

①急、慢性肾功能不全：肾小球滤过率在20～30ml/min以下。

②甲状旁腺功能低下症（原发性、继发性和假性）：尿排磷减少，导致血磷增高。

③维生素D中毒：促进小肠及肾对磷的重吸收。

④磷向细胞外移出：急性酸中毒、骨骼肌破坏、高热、恶性肿瘤和淋巴性白血病。

（3）对机体的影响　抑制肾脏羟化酶和骨的重吸收。诱导的低钙血症和异位钙化有关。

（李春凌）

第三章 酸碱平衡和酸碱平衡紊乱

重点	常用酸碱平衡检测指标，四种单纯型酸碱平衡紊乱
难点	四种单纯型酸碱平衡紊乱的判断
考点	常用酸碱平衡检测指标的意义，四种单纯型酸碱平衡紊乱的判断

速览导引图

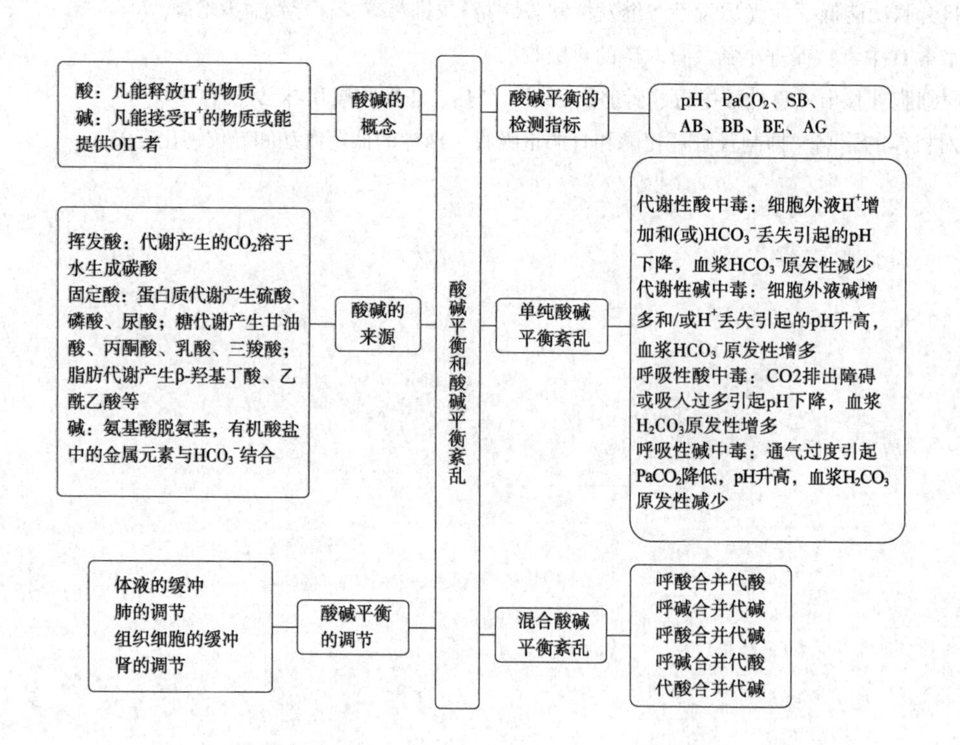

一、酸碱的概念、来源及调节

（一） 概念

酸：凡能释放 H^+ 的物质。

碱：凡能接受 H^+ 的物质或能提供 OH^- 的物质。

（二） 体液中酸碱物质的来源

酸的来源：

挥发酸：糖、脂肪、蛋白质在其分解代谢中，氧化的最终产物是 CO_2，CO_2 与水结合生成碳酸，是机体在代谢过程中产生最多的酸性物质。碳酸可释出 H^+，也可形成气体 CO_2，从肺排出体外，称之为挥发酸。

固定酸：这类酸性物质不能变成气体由肺呼出，而只能通过肾由尿排出，所以又称非挥发酸。

碱的来源：主要来自食物中的有机酸盐，体内代谢过程中也可产生碱性物质。

人体内酸碱物质的来源见表 3－1。

表 3－1　人体内酸碱物质的来源

	来源		
酸	挥发酸	代谢产生的二氧化碳溶于水生成碳酸	
	固定酸	蛋白质代谢	硫酸 磷酸 尿酸
		糖代谢	甘油酸 丙酮酸 乳酸 三羧酸
		脂肪代谢	β－羟基丁酸 乙酰乙酸
碱	氨基酸脱氨基		
	有机酸盐中的金属元素与 HCO_3^- 结合		

（三）人体酸碱平衡的调节

1. 体液的缓冲

特点：反应最为迅速，缓冲作用不易持久。

血液缓冲系统由弱酸（缓冲酸）及其相对应的缓冲碱组成，血液的缓冲系统见表 3－2。在某些特殊情况下，其他组织也可发挥一定的缓冲作用，如骨骼对慢性代谢性酸中毒的缓冲作用。

2. 肺的调节

肺通过改变 CO_2 的排出量来调节血浆碳酸（挥发酸）浓度，使血浆中 HCO_3^- 和 H_2CO_3 比值接近正常，以保持 pH 相对恒定。肺通过中枢和外周的化学感受器反馈调节 CO_2 的排出量以调节血浆碳酸浓度，以维持血浆 pH 的稳定。

特点：调节作用效能大，也很迅速；仅能缓冲挥发酸，不能缓冲固定酸。

中枢调节：呼吸中枢接受来自中枢化学感受器的刺激。呼吸中枢化学感受器对脑脊液和局部细胞外液中 H^+ 变化敏感，一旦 H^+ 浓度升高，呼吸中枢兴奋，使呼吸运动加深加快。

$PaCO_2$ 升高 2mmHg，刺激中枢化学感受器，肺通气增强，降低血中 H_2CO_3 浓度。

$PaCO_2$ 超过 80mmHg，呼吸中枢反而受到抑制，产生 CO_2 麻醉。

外周调节：呼吸中枢由外周化学感受器的刺激而兴奋，主动脉体、颈动脉体感受器能感受缺氧、pH 和 CO_2 的刺激。低氧可反射性引起呼吸中枢兴奋，呼吸加深加快，增加 CO_2 排出量。PaO_2 过低可抑制呼吸中枢。

3. 组织细胞的缓冲：细胞内外离子交换

特点：引起血钾浓度的改变。

细胞外液 H^+ 过多，H^+ 弥散入细胞内，而 K^+ 从细胞内移出。

细胞外液 H^+ 过少，H^+ 由细胞内移出，而 K^+ 移入细胞内。

酸中毒伴有高钾血症，碱中毒伴有低钾血症。

4. 肾的调节

调节固定酸，通过排酸或保碱的作用来维持 HCO_3；调节浓度、调节 pH，使 pH 相对恒定。

近曲小管：Na^+-H^+交换，泌 H^+（碳酸酐酶），重吸收 HCO_3；泌 NH_4^+重吸收 HCO_3^-（谷氨酰胺酶）。

远曲小管：泌 H^+，重吸收 HCO_3^-（远端酸化作用）。

特点：作用较慢，效率高，作用持久。

人体常见缓冲体系见表 3－2。

表 3－2　人体常见缓冲体系

缓冲体系	缓冲酸	缓冲碱	电离式	占全血缓冲系比例	特点
血浆 HCO_3^-	H_2CO_3	HCO_3^-	$H_2CO_3 \rightleftharpoons HCO_3^- + H^+$	35%	缓冲所有固定酸，不能缓冲挥发酸；缓冲能力强，可进行开放性调节
红细胞 HCO_3	H_2CO_3	HCO_3^-	$H_2CO_3 \rightleftharpoons HCO_3^- + H^+$	18%	
氧合血红蛋白	$HHbO_2$	HbO_2^-	$HHbO_2 \rightleftharpoons HbO_2^- + H^+$		
脱氧血红蛋白	HHb	Hb^-	$HHb \rightleftharpoons Hb^- + H^+$	35%	缓冲挥发酸的主力
血浆蛋白	HPr	Pr^-	$HPr_2 \rightleftharpoons Pr^- + H^+$	7%	当其他缓冲系统都被调动后其作用才显示出来
磷酸盐	$H_2PO_4^-$	HPO_4^{2-}	$H_2PO_4^- \rightleftharpoons HPO_4^{2-} + H^+$	5%	主要在细胞内液中发挥缓冲作用

二、常用酸碱平衡检测指标

常用酸碱平衡检测指标见表 3－3。影响酸碱平衡检测指标的因素见图 3－1。

表 3－3　常用酸碱平衡检测指标

中文名称	英文缩写	定义	正常值
酸碱度	pH	血浆中氢离子的浓度的负对数	7.35～7.45
动脉血二氧化碳分压	$PaCO_2$	血浆中呈物理状态溶解的二氧化碳分子产生的张力	33～46mmHg，平均 40mmHg
标准碳酸氢盐	SB	全血在标准条件（38℃，$PaCO_2$ 40mmHg，血氧饱和度100%）下测得的血浆中 HCO_3^- 的量	22～27mmol/L，平均 24mmol/L
实际碳酸氢盐	AB	在隔绝空气的条件下，在实际二氧化碳分压、体温和血氧饱和度条件下测得的血浆中 HCO_3^- 的实际量	等于 SB
缓冲碱	BB	血液中一切具有缓冲作用碱质的总和	45～55mmol/L，平均 48mmol/L
碱剩余	BE	在标准条件下，将 1L 全血或血浆滴定至 pH 7.4 时所用的酸或碱毫摩尔数。若用酸滴定，表明碱剩余，用正值表示；用碱滴定表示碱缺失，用负值表示	（0±3）mmol/L
阴离子间隙	AG	血浆中未测定的阴离子（UA）与未测定阳离子（UC）的差值	（12±2）mmol/L

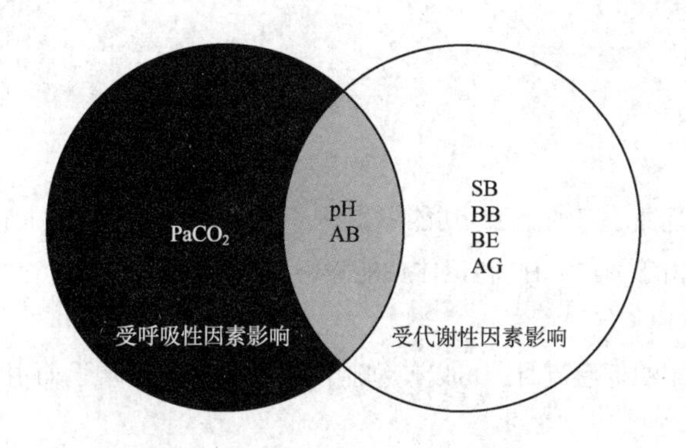

图 3-1　影响酸碱平衡检测指标的因素

三、单纯型酸碱平衡紊乱

（一） 分类

见图 3－2。

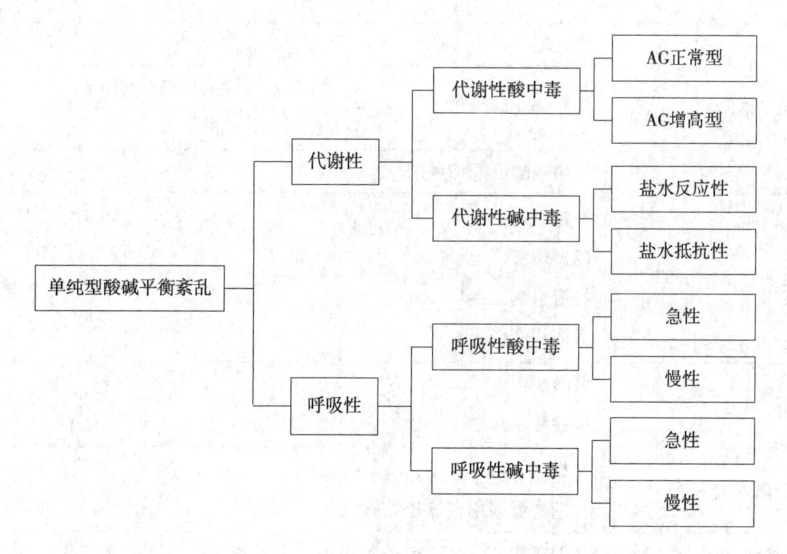

图 3－2　单纯型酸碱平衡紊乱的类型

（二） 概念

见图 3－3。

代谢性酸中毒：细胞外液 H^+ 增加和（或）HCO_3^- 丢失引起的 pH 下降，以血浆 HCO_3^- 原发性减少为特征。

代谢性碱中毒：细胞外液碱增多和/或 H^+ 丢失引起的 pH 升高，以血浆 HCO_3^- 原发性增多为特征。

呼吸性酸中毒：二氧化碳排出障碍或吸入过多引起 pH 下降，以血浆 HCO_3^- 原发性增多为特征。

呼吸性碱中毒：肺通气过度引起 $PaCO_2$ 降低，pH 升高，以血浆 HCO_3^- 原发性减少为特征。

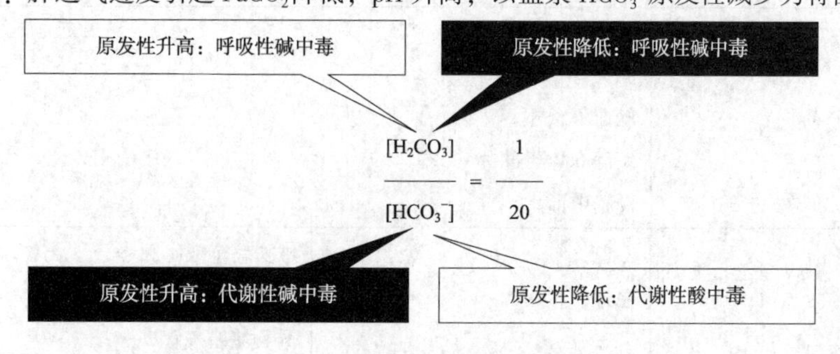

图 3－3　单纯性酸碱平衡紊乱

（三）代谢性酸中毒

1. 原因和机制（表3－4）

（1）肾小管功能障碍

Ⅰ型肾小管性酸中毒：远曲小管的泌 H^+ 功能障碍。

Ⅱ型肾小管性酸中毒：由于 Na^+-H^+ 转运体功能障碍。

（2）代谢功能障碍

①乳酸酸中毒：缺氧或组织低灌流时，可以使细胞内糖的无氧酵解增强而引起乳酸增加，产生乳酸性酸中毒。

②酮症酸中毒：体内脂肪被大量动员，分解加速，大量脂肪酸进入肝，形成过多的酮体，超过了外周组织的氧化能力及肾排出能力时发生酮症酸中毒。

表3－4　常见单纯型酸碱平衡紊乱的发病原因

<table>
<tr><th></th><th colspan="3">发病原因和机制</th></tr>
<tr><td rowspan="8">代谢性酸中毒</td><td rowspan="3">肾脏排酸保碱功能障碍</td><td colspan="2">肾衰竭</td></tr>
<tr><td>肾小管功能障碍</td><td>Ⅰ型肾小管性酸中毒（RTA）
Ⅱ型肾小管性酸中毒</td></tr>
<tr><td colspan="2">应用碳酸酐酶抑制剂</td></tr>
<tr><td>HCO_3^- 丢失过多</td><td colspan="2">严重腹泻
肠道瘘管
肠道引流
大面积烧伤</td></tr>
<tr><td>代谢功能障碍</td><td colspan="2">乳酸酸中毒
酮症酸中毒</td></tr>
<tr><td>外源性固定酸摄入过多</td><td colspan="2">水杨酸中毒
长期大量服用含氯盐类药物</td></tr>
<tr><td>H^+ 向细胞内移动</td><td colspan="2">高钾血症</td></tr>
<tr><td>血液稀释</td><td colspan="2">快速大量输入生理盐水</td></tr>
<tr><td rowspan="4">代谢性碱中毒</td><td rowspan="2">酸性物质丢失过多</td><td>经胃丢失</td><td>剧烈呕吐</td></tr>
<tr><td>经肾丢失</td><td>应用利尿剂
肾上腺皮质激素过多</td></tr>
<tr><td>HCO_3^- 过量负荷</td><td colspan="2">服用过多碳酸氢钠
大量输入库存血</td></tr>
<tr><td>H^+ 向细胞内移动</td><td colspan="2">低钾血症</td></tr>
<tr><td rowspan="2">呼吸性酸中毒</td><td>呼吸中枢抑制</td><td colspan="2">颅脑损伤
脑炎
脑血管意外
镇静麻醉药过量
酒精中毒</td></tr>
<tr><td>呼吸道阻塞</td><td>急性</td><td>喉头痉挛或水肿
溺水
异物堵塞气管</td></tr>
</table>

续表

	发病原因和机制		
呼吸性酸中毒	呼吸道阻塞	慢性	慢性阻塞性肺气肿 支气管哮喘
	呼吸肌麻痹	急性脊髓灰白质炎 脊神经根炎 有机磷中毒 重症肌无力 家族性周期性瘫痪 重度低钾血症	
	胸廓病变胸部创伤		
	严重气胸或胸膜腔积液		
	肺部疾患	心源性急性肺水肿 肺组织广泛纤维化 肺部广泛性炎症	
	人工呼吸器管理不当	通气量过小	
	二氧化碳吸入过多		
呼吸性碱中毒	低氧血症或肺疾患	初进高原	
	呼吸中枢受刺激	脑炎 脑外伤 脑肿瘤 水杨酸、铵盐类药物兴奋呼吸中枢	
	精神性过度通气	癔症发作	
	革兰阴性杆菌败血症		
	机体代谢旺盛	高热 甲状腺功能亢进症	
	人工呼吸机使用不当	通气量过大	

2. 分类

(1) AG增高型代谢性酸中毒　特点：AG增高，血氯正常。除了含氯以外的任何固定酸的血浆浓度增大时的代谢性酸中毒。又称正常血氯代谢性酸中毒。

(2) AG正常型代谢性酸中毒　特点：AG正常，血氯升高。HCO_3浓度降低，而同时伴有血氯代偿性升高，则呈AG正常型或高血氯性代谢性酸中毒。

3. 机体的代偿调节

(1) 血液的缓冲及细胞内外离子交换的缓冲代偿调节　血液中增多的H^+立即被血浆缓冲系统进行缓冲，HCO_3及其他缓冲碱不断被消耗。

H^+通过离子交换方式进入细胞内被细胞内缓冲系统缓冲，而K^+从细胞内向细胞外转移，故酸中毒易引起高钾血症。

(2) 肺的代偿调节作用　血液H^+浓度增加刺激颈动脉体和主动脉体化学感受器，改变呼吸的深度和频率，增加肺的通气量和CO_2的排出。

（3）肾的代偿调节作用　泌 H^+、泌 NH_4^+ 增加，回收 HCO_3^- 增加。

4. 血气分析（表 3-5）

表 3-5　单纯酸碱平衡紊乱的血气变化

	pH	$PaCO_2$	AB	AB 与 SB 关系	SB	BB	BE	AG
代谢性酸中毒	下降/N	下降	下降	AB≤SB	下降	下降	负值增加	增加/N
代谢性碱中毒	增加/N	增加	增加	AB≥SB	增加	增加	正值增加	N
呼吸性酸中毒	下降/N	增加	增加	AB≥SB	增加	增加	正值增加	N
呼吸性碱中毒	增加/N	下降	下降	AB≤SB	下降	下降	负值增加	N

5. 对机体的影响（表 3-6）

表 3-6　单纯型酸碱平衡紊乱对机体的影响

	代谢性酸中毒	代谢性碱中毒	呼吸性酸中毒	呼吸性碱中毒
水电解质代谢	高钾血症①	低钾血症②，低钙血症③	高钾血症①	低钾血症②，低磷血症④
神经系统	中枢抑制⑤	烦躁，精神错乱⑥	头痛⑦；精神错乱、震颤、谵妄或嗜睡⑧	眩晕⑨；易激动，四肢及口周围感觉异常
呼吸系统	深快呼吸	呼吸减慢	—	—
循环系统	室性心律失常⑩；心肌收缩力降低⑪；血压下降⑫	—	—	—
血液系统	血红蛋白氧离曲线右移⑬	血红蛋白氧离曲线左移⑭	血红蛋白氧离曲线右移⑮	血红蛋白氧离曲线左移⑯
骨骼肌肉系统	骨骼脱钙⑰	腱反射亢进，肌肉抽搐⑱	—	肌肉抽搐⑲

注：①酸中毒时，细胞外 H^+ 浓度升高，细胞外 H^+ 与细胞内 K^+ 交换导致高钾血症。

②碱中毒时，细胞外 H^+ 浓度降低，细胞内 H^+ 与细胞外 K^+ 交换；同时，由于肾小管上皮细胞在 H^+ 减少时，H^+-Na^+ 交换减弱而 K^+-Na^+ 交换增强，使 K^+ 大量从尿中丢失。

③血 pH 升高，钙离子的溶解度下降，使血浆游离钙减少。

④细胞内碱中毒使糖原分解增强，葡萄糖-6-磷酸盐和1，6-二磷酸果糖等磷酸化合物生成增加，消耗大量磷，使细胞外液磷进入细胞内。

⑤酸中毒时生物氧化酶类的活性受到抑制，氧化磷酸化过程减弱，致使 ATP 生成减少，脑组织能量供应不足；pH 降低时，脑组织内谷氨酸脱羧酶活性增强，使 γ-氨基丁酸增多，后者对中枢神经系统具有抑制作用。

⑥pH 增高，γ-氨基丁酸氨基转移酶活性增强，谷氨酸脱羧酶活性降低，故 γ-氨基丁酸分解加强而生成减少，对中枢神经系统抑制作用减弱造成。

⑦高浓度的二氧化碳能直接引起脑血管扩张，使脑血流增加、颅内压增高、引起持续性头痛，尤以夜间和晨起时为甚。

⑧$PaCO_2$ >80mmHg 时，呼吸中枢反而抑制。可出现精神错乱、震颤、谵妄或嗜睡，甚至昏迷，称为肺性脑病。

⑨低碳酸血症可引起脑血管收缩，脑血流量减少。

⑩与血钾升高密切相关，重度高钾血症由于严重的传导阻滞和心室纤维性颤动，心肌兴奋性消失，可造成致死性心律失常和心跳停搏。

⑪H^+ 增多可竞争性抑制 Ca^{2+} 与心肌肌钙蛋白亚单位结合，从而抑制心肌的兴奋-收缩偶联，降低心肌收缩性；H^+ 影响 Ca^{2+} 内流及心肌细胞肌浆网释放 Ca^{2+}。

⑫H^+ 增多时，也可降低心肌和外周血管对儿茶酚胺的反应性，使血管扩张，血压下降。尤其是毛细血管前括约肌最为明显。

⑬血液 pH 降低可使血红蛋白与 O_2 的亲和力减弱，以致血红蛋白氧离曲线右移，血红蛋白易于与的 O_2 分离，增加组织供氧。

⑭血液 pH 升高可使血红蛋白与 O_2 的亲和力增强，以致血红蛋白氧离曲线左移，血红蛋白不易将结合的 O_2 释出，而造成组织供氧不足。

⑮血 pH 降低，钙离子的溶解度升高，骨钙溶解。

⑯血 pH 升高，使血浆游离钙减少，神经、肌肉的应激性就会增高。

（四）呼吸性酸中毒

1. 原因和机制

见表 3－4。

2. 分类

急性呼吸性酸中毒常见于急性气道阻塞、中枢或呼吸肌麻痹引起的呼吸暂停等。

慢性呼吸性酸中毒气道及肺部慢性炎症引起的 COPD 及肺广泛性纤维化或肺不张等。

3. 机体的代偿调节

（1）急性呼吸性酸中毒时，细胞内外离子交换和细胞内缓冲作用是主要代偿方式，常表现为代偿不足或失代偿状态。

（2）慢性呼吸性酸中毒时，由于肾的代偿作用，可以呈代偿性；长期呼吸性酸中毒时，由于糖酵解的磷酸果糖激酶受到抑制，可减少细胞内乳酸的产生，这也是一种代偿机制。

4. 血气分析

见表 3－5。

5. 对机体的影响

见表 3－6。

（五）代谢性碱中毒

1. 原因和机制（表 3－4）

（1）胃液丢失所引起的代谢性碱中毒的机制　①胃液中 H^+ 丢失，使 HCO_3^- 得不到中和而被吸收入血；②胃液中 Cl^- 丢失，低氯性碱中毒；③胃液中 K^+ 丢失，低钾性碱中毒；④胃液大量丢失引起有效循环血量减少，或继发性醛固酮增多引起代谢性碱中毒。

（2）一般代谢性碱中毒尿液呈碱性，但在缺氯、缺钾和醛固酮分泌增多所致的代谢性碱中毒中，由于肾泌 H^+ 增多，尿液反而呈酸性，称为反常性酸性尿。

2. 分类

盐水反应性碱中毒主要见于呕吐、胃液吸引及应用利尿剂时。

盐水抵抗性碱中毒常见于全身性水肿、原发性醛固醇增多症、严重低钾血症及 Cushing 综合征等。

3. 机体的代偿调节

（1）血液的缓冲及细胞内外离子交换的缓冲代偿调节　代谢性碱中毒时：①H^+ 浓度降低，OH^- 浓度升高，OH^- 可被缓冲系统中弱酸中和；②同时细胞内外离子交换，细胞内 H^+ 逸出，而细胞外液 K^+ 进入细胞内，从而产生低钾血症。

（2）肺的代偿调节　H^+ 浓度降低，呼吸中枢受抑制，呼吸变浅变慢，肺泡通气量减少。

（3）肾的代偿调节　血浆 H^+ 减少使肾小管上皮的碳酸酐酶和谷氨酰胺酶活性受到抑制，故泌 H^+ 和泌 NH_3 减少，HCO_3 重吸收减少，使血浆 HCO_3 浓度有所下降。

4. 血气分析

见表 3－5。

5. 对机体的影响

见表3－6。

（六） 呼吸性碱中毒

1. 原因和机制

见表3－4。

2. 分类

急性呼吸性碱中毒常见于人工呼吸机使用不当引起的过度通气，高热和低氧血症等慢性呼吸性碱中毒常见于慢性颅脑疾病、肺部疾患、肝脏疾患等。

3. 机体的代偿调节

（1）细胞内外离子交换和细胞内缓冲作用　是急性呼吸性碱中毒的主要代偿方式。

（2）肾的代偿调节　是慢性呼吸性碱中毒的主要代偿方式。

4. 血气分析

见表3－5。

5. 对机体的影响

见表3－6。

（七） 防治

（1）代谢性酸中毒　防止原发病；补充碳酸氢钠、三羟甲基氨基甲烷等碱性药物。

（2）代谢性碱中毒　补充生理盐水；乙酰唑胺。

（3）呼吸性酸中毒　改善通气，慎用碱性药物。

（4）呼吸性碱中毒　吸入含5%二氧化碳的混合气体。

（八） 混合型酸碱平衡紊乱

（1）分类

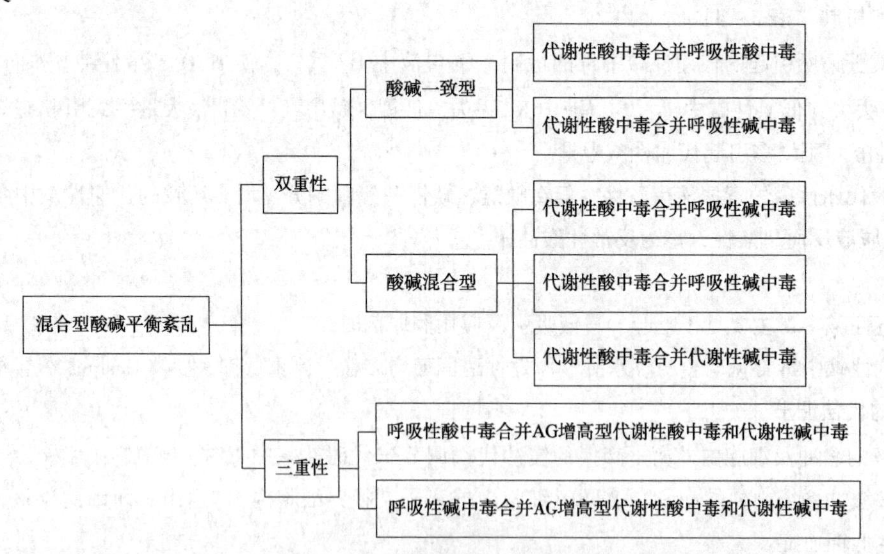

图3－4　混合型酸碱平衡紊乱的类型

（2）病因　代谢性酸中毒合并呼吸性酸中毒：心跳呼吸骤停、慢阻肺合并心衰或休克、酮症酸中毒患者肺部感染。

代谢性碱中毒合并呼吸性碱中毒：高热伴呕吐、肝功能衰竭伴呕吐。

代谢性碱中毒合并呼吸性酸中毒：慢性阻塞性肺气肿患者利尿剂应用不当。

代谢性酸中毒合并呼吸性碱中毒：糖尿病伴高热、心衰伴高热、感染性休克患者机械通气过度。

代谢性酸中毒合并代谢性碱中毒：尿毒症患者伴呕吐，糖尿病患者伴呕吐，霍乱患者严重呕吐、腹泻。

（3）血气变化

表3－7　双重性酸碱平衡紊乱的血气变化

	pH	$PaCO_2$	AB	AB与SB关系	SB	BB	BE	AG
代酸合并呼酸	下降	增加	增加	AB > SB	下降	下降	负值增加	增加
代碱合并呼碱	增加	下降	下降	AB < SB	增加	增加	正值增加	N
代碱合并呼酸	不定	增加	增加	AB > SB	增加	增加	正值增加	N
代酸合并呼碱	不定	下降	下降	AB < SB	下降	下降	负值增加	增加
代酸合并代碱	不定	不定	不定	不定	不定	不定	不定	增加

（4）简单酸碱平衡紊乱的判断　单纯型酸碱平衡紊乱判断思路见图3－5。

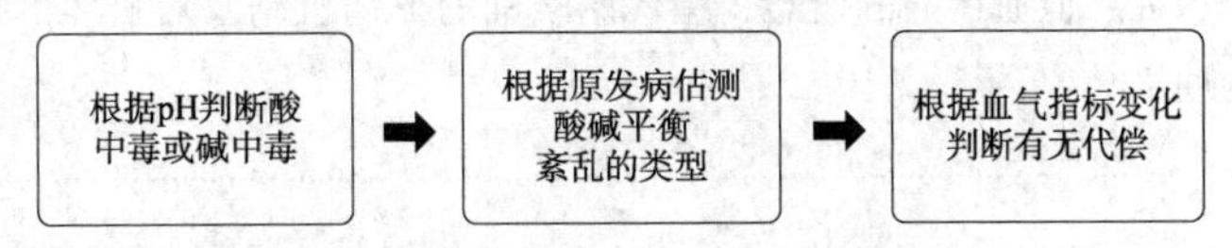

图3－5　单纯型酸碱平衡紊乱判断的步骤

根据血气指标变化判断：

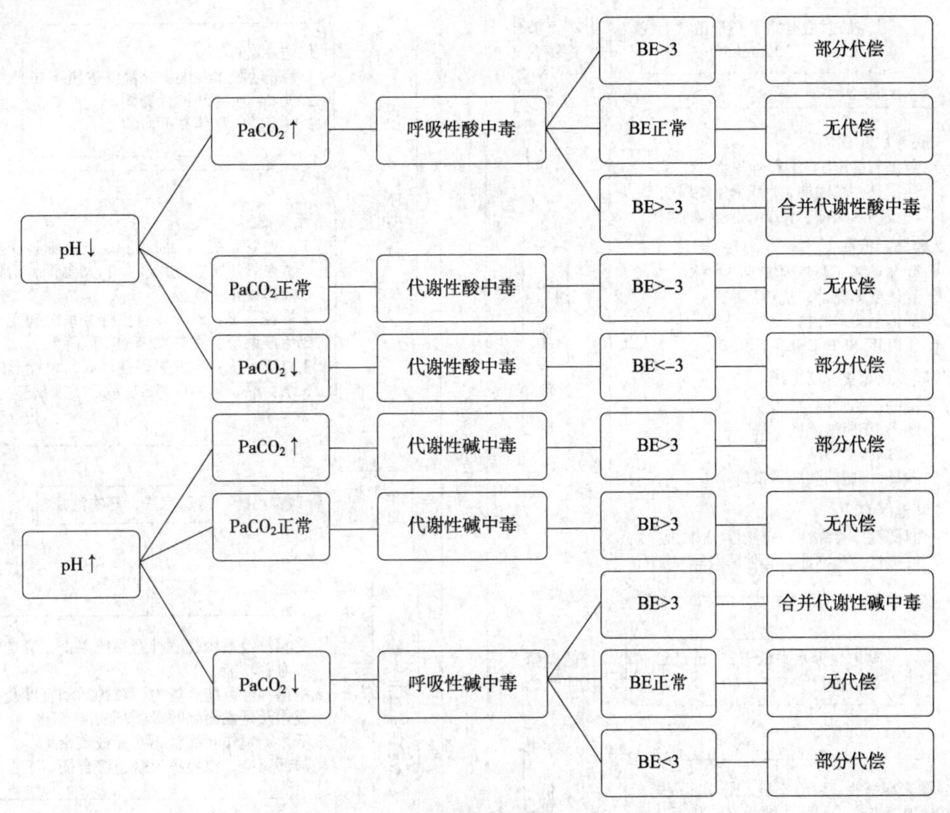

图3－6　酸碱平衡紊乱的简单判断方法

（陆立鹤）

第四章 糖代谢紊乱

重点	高血糖症、低血糖症的概念，糖代谢紊乱对机体的影响
难点	高血糖症、低血糖症的原因和发病机制
考点	高血糖症、低血糖症的概念，糖代谢紊乱的发病机制及对机体的影响，防治的原则

速览导引图

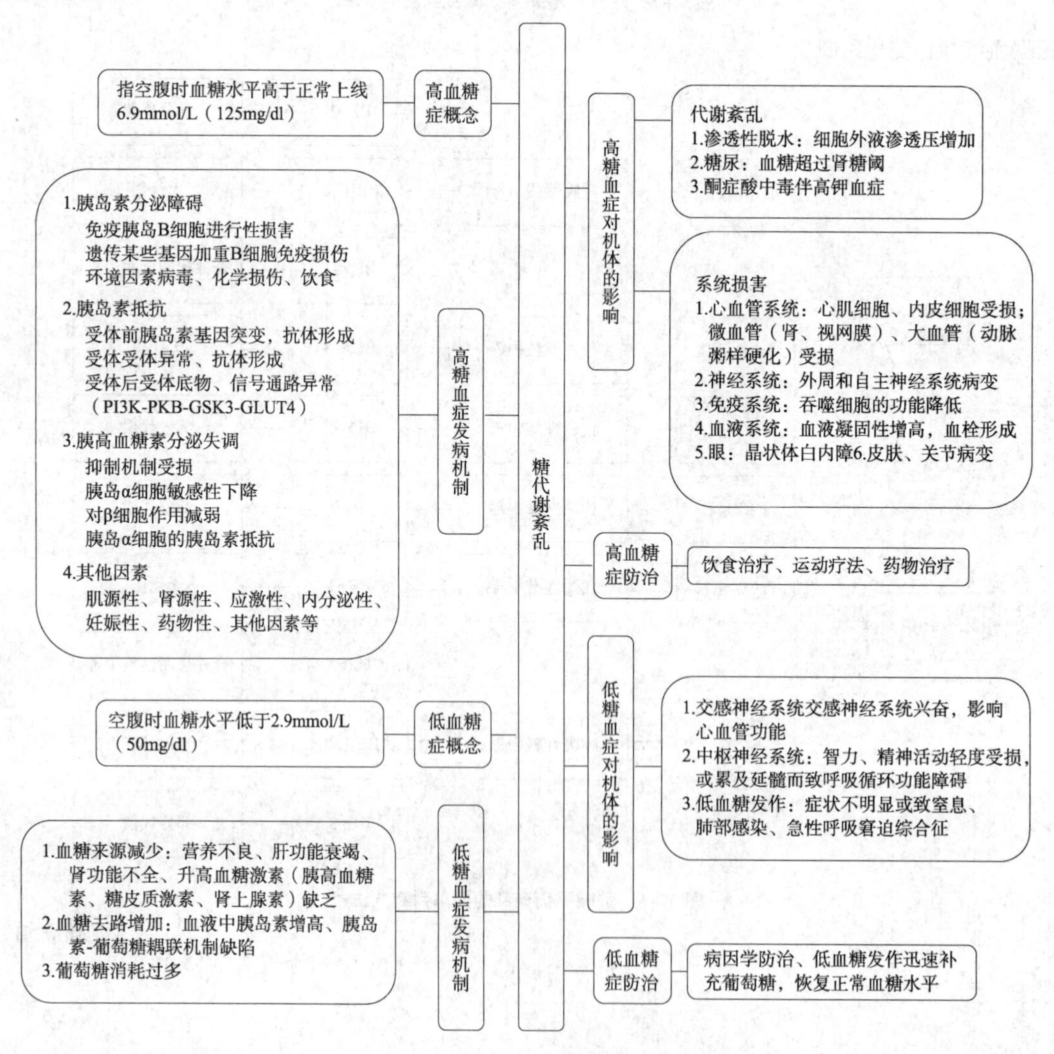

一、糖代谢紊乱的概念及分类

在正常情况下，机体的内在调节系统能够保持糖代谢处于平衡状态，使血糖浓度的变化局限在一定的生理范围内（3.89～6.11mmol/L）。任何原因引起的糖代谢平衡失调，称为糖代谢紊乱。

根据血糖浓度的高低分为高血糖症和低血糖症两种类型。

（一）高血糖症

指空腹时血糖水平高于正常上限6.9mmol/L（125mg/dl），血糖高于9.0mmol/L（160mg/dl）时，出现尿糖。

测定空腹血糖和尿糖是反映体内糖代谢状态的常用指标。

高血糖症分为两种类型。

（1）生理性　暂时性高血糖和尿糖，但空腹血糖正常。

（2）病理性　临床上常见的病理性高血糖症是糖尿病（diabetes mellitus）。

（3）糖尿病　指胰岛素绝对或相对不足或利用低下引起的以糖、脂、蛋白质代谢紊乱为主要特征的慢性代谢性疾病，可引发多系统损伤，导致眼、肾、神经、心脏、血管等组织器官的慢性进行性病变、功能减退及衰竭；病情严重或应激时发生急性严重代谢紊乱，如糖尿病酮症酸中毒、高血糖高渗状态等。

（二）低血糖症

指空腹血糖水平低于2.8mmol/L（50mg/dl）。

特点：由多种病因引起的以血糖浓度过低、交感神经兴奋和脑细胞缺糖为主要表现的综合征。

（1）血糖低于上述极限。

（2）出现神经－精神症状为主的综合征。

（3）给予葡萄糖治疗，症状即缓解。

血糖调节机制见图4－1。

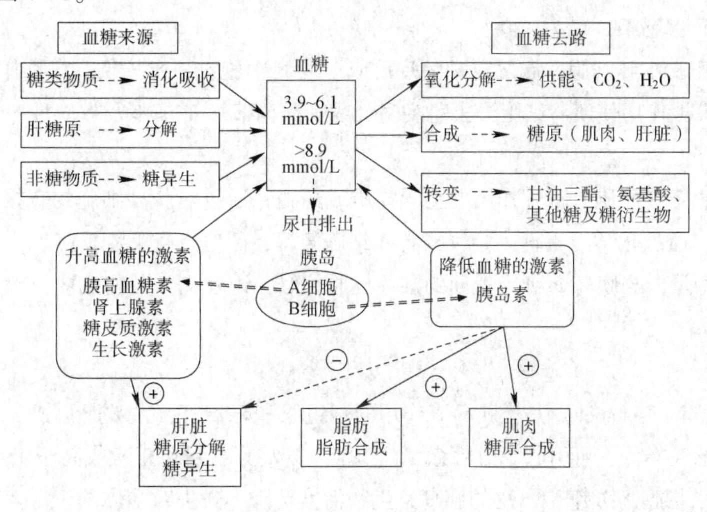

图4－1　机体血糖调节

二、病因和发病机制

正常情况下，机体的内在调节系统能够保持糖代谢处于平衡状态。

降糖激素：胰岛素。

升高血糖激素：胰高血糖素、肾上腺素、糖皮质激素、生长激素等。

（一）高血糖症的病因和发病机制

1. 胰岛素分泌障碍

与自身免疫、遗传因素即环境因素有关。

胰岛素分泌障碍：胰岛B细胞群的数量多少和胰岛素的分泌功能是调控稳定血糖水平的基本条件。任何引起胰岛素B细胞结构和功能破坏的因素，均可导致胰岛素分泌障碍，使血液中胰岛素含量降低，出现高血糖。

（1）免疫因素　胰岛B细胞的进行性损害是胰岛素分泌不足的关键环节。

①细胞免疫异常（占90%）：①介导细胞毒性T淋巴细胞针对胰岛B细胞特殊抗原产生的破坏作用；②激活的T淋巴细胞使辅助性T淋巴细胞分泌针对相应抗原的各种抗体；③激活的T淋巴细胞、巨噬细胞释放多种细胞因子，引起B细胞自身免疫损伤。

②自身抗体形成：其中起主要作用的抗体包括抗胰岛细胞抗体、胰岛素自身抗体、抗谷氨酸脱羧酶抗体、抗酪氨酸磷酸酶抗体等，这些抗体可引起胰岛B细胞出现自身免疫性损伤。

③B细胞凋亡：各种细胞因子或其他介质通过直接或间接作用引起B细胞凋亡。如细胞因子IL-1β、IFN-α、IFN-γ可以通过诱导B细胞凋亡而损害胰岛B细胞。作用途径有：①IFN-α和IFN-γ可以引起胰岛B细胞DNA链断裂；②磷脂酶A_2的激活；③通过Fas-FasL途径启动凋亡途径。

（2）遗传因素　某些基因突变可促发或加重胰岛B细胞自身免疫性损伤过程，引起胰岛素分泌障碍。

①组织相容性抗原基因：引起促进胰岛素分泌障碍。

②细胞毒性T淋巴细胞相关性抗原4基因：编码T细胞表面的一个受体，参与多种T细胞介导的自身免疫紊乱。

③叉头蛋白3基因：叉头蛋白是调控多种基因表达的转录因子家族，其基因表达异常可以使$CD4^+CD25^+$Treg细胞减少，不足以维持自身免疫耐受，经由T细胞介导可引起胰岛B细胞选择性破坏。

④胸腺胰岛素基因：表达胰岛素启动区内的糖尿病易感基因，影响胸腺中胰岛素基因表达，从而影响胸腺对胰岛素反应性T细胞的选择。

（3）环境因素　病毒感染（最为重要）。

①机制：病毒直接破坏B细胞，激发自身免疫反应，使B细胞进一步损伤；病毒作用于免疫系统，诱发自身免疫反应；分子模拟作用使胰岛细胞失去免疫耐受或刺激调节性T细胞及效应性T细胞，引发胰岛P细胞的自身免疫反应。

②化学损伤：对胰岛B细胞有毒性作用的化学物质或药物，通过对胰岛细胞的直接毒性作用，选择性使胰岛B细胞快速破坏；通过化学物质直接导致胰岛B细胞溶解，产生自身免疫反应。

③饮食因素：某些蛋白与胰岛B细胞表面的某些抗原相似，诱发交叉免疫反应，出现胰岛B细胞的自身免疫性损害。

2. 胰岛素抵抗

胰岛素抵抗（insulin resistance）是指胰岛素作用的靶组织和靶器官（主要是肝脏、肌肉和脂肪组织）对胰岛素生物作用的敏感性降低，可引起高血糖症，而血液中胰岛素含量可正常或高于正常。

（1）受体前缺陷　指胰岛B细胞分泌的胰岛素生物活性下降，失去对受体的正常生物作用。

胰岛素基因突变：变异胰岛素与受体的结合能力或生物活性降低

胰岛素抗体形成：根据抗原的来源分为内源性抗体和外源性抗体。内源性胰岛素抗体系胰岛B细胞破坏所产生，对胰岛素生物活性有抑制作用；外源性胰岛素抗体仅出现于接受过胰岛素治疗的患者，与胰岛素制剂的纯度有关

（2）受体缺陷　指细胞膜上的胰岛素受体功能下降或者数量减少，胰岛素不能与其受体正常结合，使胰岛素不能发挥降低血糖的作用。

受体异常：胰岛素受体基因突变可导致受体的结构或功能异常，出现受体数量减少或活性下降。

胰岛素受体抗体：抗体可与机体细胞膜上的胰岛素受体结合，可竞争性抑制胰岛素与其受体的结合。

（3）受体后缺陷　指胰岛素与靶细胞受体结合后，信号向细胞内传递所引起的一系列代谢过程。

胰岛素细胞信号转导系统：胰岛素敏感的组织细胞胞质内存在两种胰岛素受体底物 IRS－1 和 IRS－2，当胰岛素受体与胰岛素结合后——β 亚单位上的酪氨酸蛋白激酶激活——酪氨酸残基磷酸化——β 亚单位活化，并与近膜区的 IRS－1 结合——引起 IRS－1 的多个酪氨酸残基磷酸化——IRS－1 与细胞内某些靶蛋白结合——多种蛋白激酶（PKB）或磷酸酶激活，调节细胞的代谢与生长。如刺激葡萄糖转运体（GLUT4）转位，促进细胞对葡萄糖的摄取，刺激糖原合酶，调节糖原合成的一系列反应。

机制：胰岛素受体底物异常（降解、磷酸化、分别异常）、细胞信号传导通路异常（PI3K—PKB—GSK3—GLUT4）

①胰岛素受体底物基因变异，细胞内的 IRS 蛋白的不正常降解、磷酸化异常［IRS 丝氨酸（苏氨酸）位点磷酸化水平异常增高和（或）IRS 酪氨酸位点磷酸化水平的降低］以及分布异常是导致胰岛素信号转导减弱和胰岛素抵抗形成的主要机制之一。

②PI3K 异常：PI3K 的表达和（或）活性降低，会使胰岛素信号无法通过 PI3K 通路传递，导致葡萄糖摄取和糖原合成受阻，从而出现胰岛素抵抗。

③PKB 异常：PKB 激活——GSK－3 磷酸化——GSK3 活性降低——促进糖原合成、抑制糖异生；PKB 激活——GLUT4 向质膜转位——增加对葡萄糖的摄取。

④GSK－3 异常：GSK－3 磷酸化——活性失活——启动糖原合成、促进葡萄糖转运。胰岛素抵抗的组织或细胞中 GSK－3 的表达及活性均显著升高。

⑤GLUT4 异常：胰岛素刺激——胰岛素受体酪氨酸磷酸化信号的内传——富含 GLUT4 的囊泡以胞吐形式增加细胞表面 GLUT4——组织对葡萄糖摄取增加。

机制：GLUT4 表达减少；GLUT4 由胞浆向胞膜转位障碍；GLUT4 活性降低。

3. 胰高血糖素失调

胰高血糖素的分泌：胰岛素可通过降低血糖而间接促进胰高血糖素分泌，也可通过旁分泌方式，直接作用于 A 细胞，抑制其分泌胰高血糖素；交感神经兴奋亦可促进胰高血糖素分泌。

高胰高血糖素血症所致的肝葡萄糖生成（糖原分解和糖异生）过多是高血糖发病机制的重要环节。

（1）胰高血糖素分泌的抑制机制受损　胰岛素缺乏造成其对胰高血糖素分泌的抑制作用减弱。

（2）胰岛 A 细胞对葡萄糖的敏感性下降　长时间的高血糖可降低 A 细胞对血糖的敏感性，导致葡萄糖反馈抑制胰高血糖素分泌的能力下降或丧失。

（3）胰高血糖素对 B 细胞的作用异常　胰高血糖素可以调节 B 细胞内脂肪酶及与糖异生有关的酶系，加速糖原分解，脂肪分解及糖异生，并减少胰岛素分泌。

（4）胰岛 A 细胞的胰岛素抵抗　A 细胞胰岛素抵抗是由于胰岛素受体后信号转导通路受损所致。

4. 其他因素

（1）肝源性高血糖　肝硬化，急、慢性肝炎，脂肪肝等肝脏疾病。

机制：继发性胰岛功能不全；胰高血糖素灭活减弱；胰岛素抵抗；肝病治疗中使用过多的高糖饮食、大量皮质激素和利尿剂的应用等。

（2）肾源性高血糖　尿毒症、肾小球硬化等肾功能严重障碍时，存在不同程度的胰岛素抵抗应激性高血糖，与体内儿茶酚胺、皮质激素及胰高血糖素分泌增高有关。

（3）内分泌高血糖　胰岛素的拮抗性激素水平升高，如胰高血糖素，肾上腺素、糖皮质激素、生长激素。

（4）妊娠高血糖　胰岛素的拮抗性激素水平升高，如雌激素、黄体酮、催乳素和胎盘生长激素。

（5）其他　肥胖高血糖、药物性高血糖等。

（二）低血糖症的病因和发病机制

1. 血糖来源减少

（1）营养不良　肝糖原储备减少、肝糖异生障碍、神经性厌食。

（2）肝功能衰竭　常见于重症肝炎、肝硬化、肝癌晚期。

机制：①肝细胞广泛损害致肝糖原合成储备严重不足；②肝细胞对胰岛素的分解灭活减少；③肝癌或肝硬化时对葡萄糖消耗增多，癌组织产生胰岛素样物质；④肝内雌激素灭活减弱，可拮抗生长激素及胰高血糖素的作用。

（3）肾功能不全　肾糖异生减少、清除胰岛素能力下降。

（4）升高血糖激素缺乏　胰高血糖素对低血糖反应性下降，糖皮质激素或肾上腺素缺乏。

2. 血糖去路增加

（1）胰岛素增多

①胰岛素自身抗体和抗胰岛素受体自身抗体形成：a. 抗胰岛素抗体可与胰岛素结合，形成无生物活性的复合物，使胰岛素的降解减少，当胰岛素与抗体突然解离，释放出大量游离胰岛素，即可造成低血糖症；b. 抗胰岛素受体抗体具有很强的胰岛素活性，抗胰岛素受体抗体与胰岛素受体结合产生类胰岛素作用也可引起低血糖。

②自主神经功能紊乱。

③与饮食相关的反应性低血糖。

（2）胰岛素－葡萄糖偶联机制缺陷　B 细胞磺脲类药物受体或谷氨酸脱氢酶缺乏，引起细胞内的胰岛素－葡萄糖偶联机制缺陷。

（3）葡萄糖消耗过多　常见于哺乳期妇女、剧烈运动或长时间重体力劳动后，尤其是自主神经不稳定或糖原储备不足者。

三、血糖紊乱对机体的影响

（一）高糖血症对机体的影响

1. 代谢紊乱

（1）渗透性脱水和糖尿

①高血糖——细胞外液渗透压增高——细胞内水转移至细胞外——细胞内液减少，细胞脱水（脑细胞脱水可引起高渗性非酮症糖尿病昏迷）。

②血糖浓度高于肾糖阈——肾小管液葡萄糖浓度升高——渗透压增高——阻止肾小管对水的重吸收——渗透性利尿和脱水（糖尿、多尿、口渴）。

（2）酮症酸中毒　由于机体不能很好地利用血糖，而引起脂肪分解加速，血中游离脂肪酸增加，酮体生成增加超过了酮体的利用，大量酮体堆积在体内形成酮症，发展为酮症酸中毒，常伴高钾血症。

2. 多系统损害

（1）对心血管系统的影响　①高血糖可引起心肌细胞凋亡，损伤心功能；②高血糖可引起内皮细胞黏附性增加、新血管生成紊乱、血管渗透性增加、炎症反应、血栓形成；③高血糖可以增加血液黏滞度、钠尿肽水平；④高血糖引起血管基底膜增厚。

微血管：微循环障碍和微血管基底膜增厚，以高血糖肾病和视网膜病最为重要。大血管：动脉粥样硬化的发生，引起冠心病、缺血性或出血性脑血管病、肾动脉硬化等。

（2）对神经系统的影响　包括外周神经病变和自主神经病变。

高血糖导致脑缺血损伤的机制：①高血糖使缺血缺氧造成的高乳酸浓度进一步升高，乳酸损伤神经元、星型胶质细胞及内皮细胞；②高血糖可使细胞外谷氨酸盐在大脑皮质聚集，引起继发神经元的损害；③高血糖损伤脑血管内皮、减少脑血流、破坏血－脑屏障。

（3）对免疫系统的影响　吞噬细胞的功能降低，易感染。

机制：①高血糖减弱中性粒细胞和单核细胞的黏附、趋化、吞噬和杀菌等作用；②高血糖升高血中超氧化物浓度及硝基酪氨酸水平，引发过氧化损伤及细胞凋亡。

（4）对血液系统的影响　血液凝固性增高，血栓形成。

机制：①高血糖增加血纤溶酶原激活物抑制剂－1的活性，降低血纤维蛋白及组织纤溶酶原激活物的活性；②血糖增高，增高全血黏度和血浆黏度；③高血糖时，糖化血红蛋白与氧的亲和力升高，导致组织缺氧，血流减慢，血黏度增高，促使血栓的形成；④高血糖的状态下，能耗增加而供能又减少，血流速度缓慢，微循环功能障碍，血栓形成或引起栓塞。

（5）对眼晶状体的影响　白内障。

机制：①葡萄糖进入晶状体形成山梨醇和果糖，致晶状体内晶体渗透压升高，纤维积水、液化而断裂；②代谢紊乱，致使晶状体中的ATP和还原型谷胱甘肽等化合物含量降低、晶状体蛋白的糖基化等。

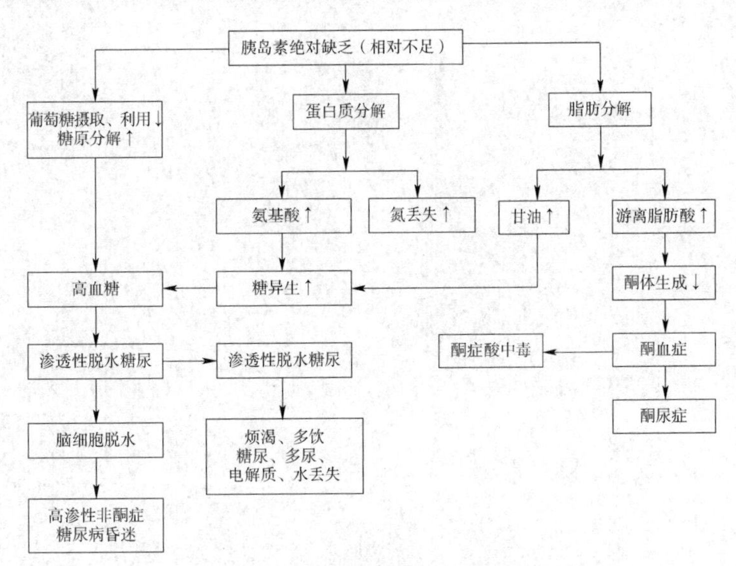

图4－2　胰岛素缺乏对能量代谢影响

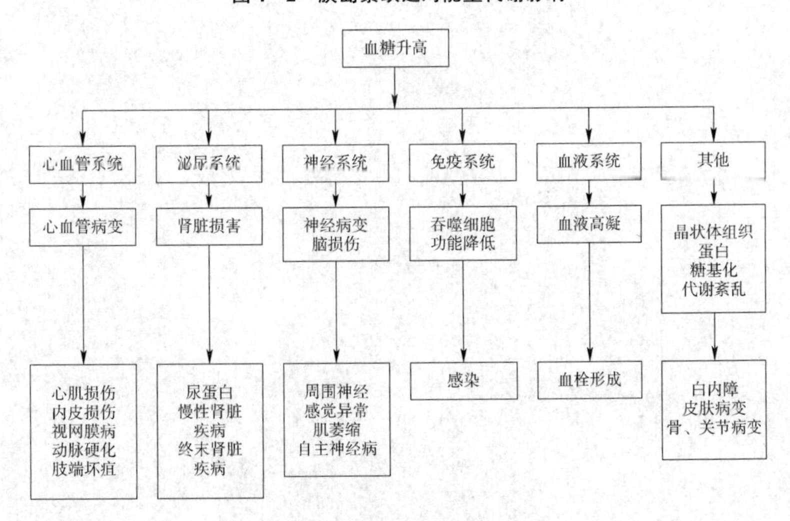

图4－3　高血糖症对机体影响

（二）低糖血症对机体的影响

1. 交感神经的影响

低血糖刺激交感神经——儿茶酚胺分泌增多——肾上腺素受体激活——交感神经兴奋，影响心血管系统。

2. 中枢神经系统的影响

中枢神经系统对低血糖最为敏感。智力、精神活动轻度受损——大脑皮质受抑制——皮质下中枢和脑干相继受累——累及延髓而致呼吸循环功能障碍。

3. 低血糖发作的警觉症状不敏感

反复发作的低血糖可减少低血糖发作的警觉症状，促发无察觉性低血糖产生。

低血糖昏迷——分泌物或异物误吸入气管——窒息、肺部感染、急性呼吸窘迫综合征。

四、防治的病理生理基础

（1）高血糖症　应减轻体重，控制血糖，改善脂质代谢，应用降糖药，补充胰岛素。

（2）低血糖症　迅速补充葡萄糖是关键。

（王蔚东）

第五章 脂代谢紊乱

重点 脂代谢紊乱的概念，脂代谢紊乱对机体的影响

难点 脂代谢紊乱的分型，脂代谢紊乱的病因与发病机制

考点 脂代谢的概念，脂代谢紊乱的发病机制及对机体的影响，防治的原则

速览导引图

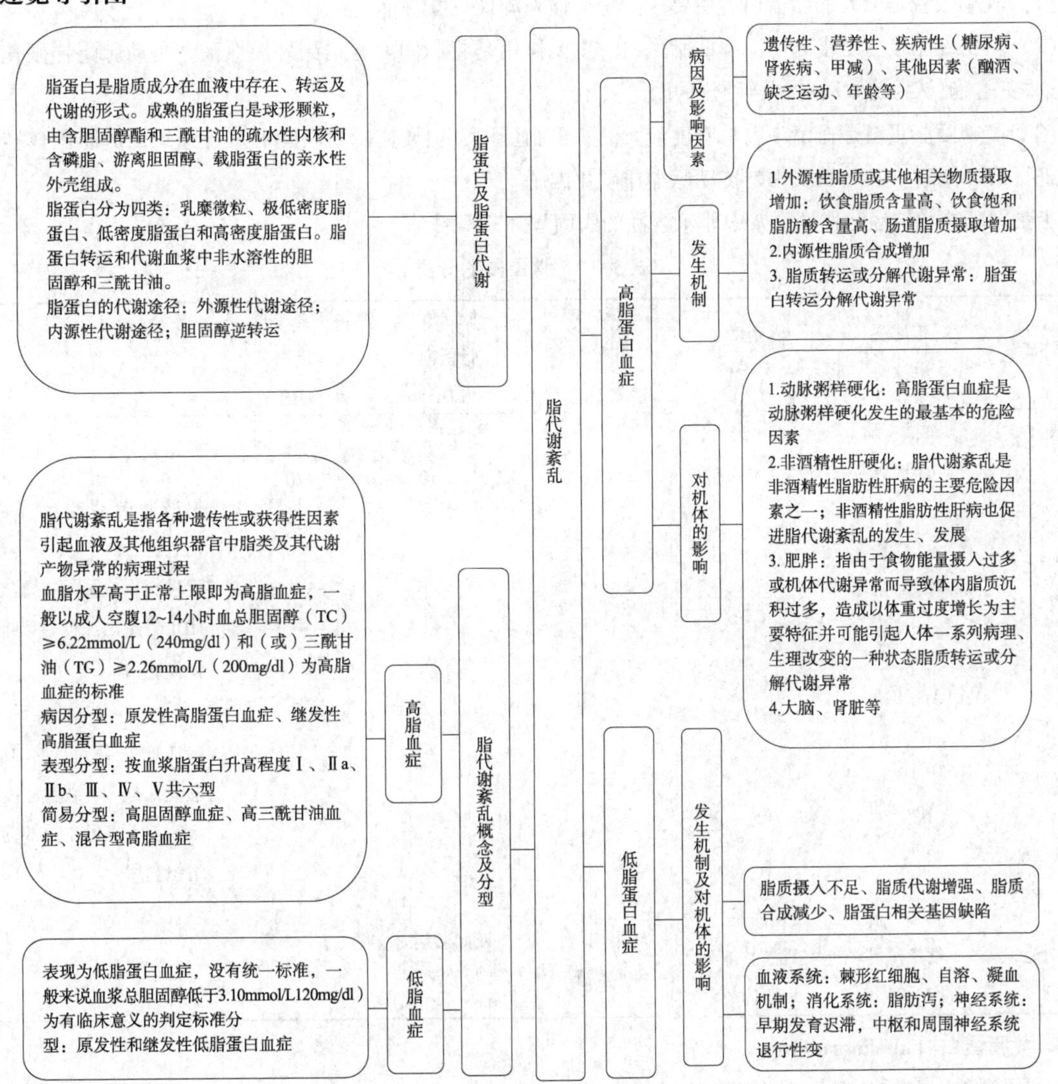

一、概述

（一）血脂、脂蛋白、载脂蛋白

脂代谢紊乱是指各种遗传性或获得性因素引起血液及其他组织器官中脂类及其代谢产物异常的病理过程。

1. 血脂

是血浆中脂质成分的总称，包括三酰甘油、磷脂、胆固醇、胆固醇酯和游离脂肪酸等。

2. 脂蛋白

是脂质成分在血液中存在、转运及代谢的形式。脂质不溶于水，必须与血液中的特殊蛋白质结合在一起形成一个亲水性的球形大分子复合体，才能在血液中运输并进入组织细胞，这种复合体被称为脂蛋白。成熟的脂蛋白是球形颗粒，由含胆固醇酯和三酰甘油的疏水性内核和含磷脂、游离胆固醇、载脂蛋白的亲水性外壳组成。

脂蛋白分为四类：乳糜微粒（CM）、极低密度脂蛋白（VLDL）、低密度脂蛋白（LDL）和高密度脂蛋白（HDL）。这四类脂蛋白的密度依次增加，而颗粒直径则依次变小。除上述四类脂蛋白外，还有一种 VLDL 代谢产生的中间密度脂蛋白（IDL），其组成和密度介于 VLDL 和 LDL 之间。

（1）乳糜微粒是最大的脂蛋白，主要功能是运输外源性三酰甘油。

（2）低密度脂蛋白是富含胆固醇的脂蛋白，主要作用是将胆固醇运送到外周血液。是动脉粥样硬化的危险因素之一，被认为是致动脉粥样硬化的因子。

（3）高密度脂蛋白是血清中颗粒密度最大的一组脂蛋白，主要作用是将除肝脏外组织中的胆固醇转运到肝脏进行分解代谢。HDL 被认为是抗动脉粥样硬化因子。

脂蛋白功能：转运和代谢血浆中非水溶性的胆固醇和三酰甘油。

表 5－1　脂蛋白的分类

分类	密度法 电泳法	乳糜微粒（CM）	极低密度脂蛋白（VLDL）	低密度脂蛋白（LDL）	高密度脂蛋白（HDL）	作用
组成（%）	甘油三酯	80～95	50～70	10	5	
	胆固醇	1～4	15	45～50	20	
载脂蛋白组成（%）	Apo A *I*	7	<1	–	65～70	激活胆固醇酯酰转移酶（LCAT） 促进新生 HDL 成熟转变为 HDL_2，HDL_2 促进胆固醇逆向转运
	Apo B100	–	20～60	95	–	
	Apo C *II*	15	6	微量	1	激活脂蛋白酯酶（LPL）催化 CM、VLDL 内核 TG 水解，生成的 FFA 供肝外组织利用
功能	转运外源性三酰甘油和胆固醇	转运内源性三酰甘油和胆固醇	转运内源性胆固醇	逆向转运胆固醇		

3. 载脂蛋白（apolioprotein）

脂蛋白颗粒中的蛋白质，具有运载脂质的作用。

载脂蛋白功能：

（1）与血浆脂质结合形成水溶性物质，成为转运脂类的载体。

（2）作为配基与脂蛋白受体结合，促进脂蛋白被细胞摄取和代谢。

（3）多种脂蛋白代谢酶的调节因子。

（二）脂蛋白代谢相关的受体和酶

脂蛋白受体：LDL 受体（LDLR）、LDL 受体相关蛋白、apoE 受体、VLDL 受体和清道夫受体等。

调节脂代谢的酶：磷脂酰胆碱胆固醇酰基转移酶（LCAT）、脂蛋白脂酶（LPL）、肝脂酶（HL）、3-羟-3-甲基戊二酰辅酶 A 还原酶（HMG-CoAR）、酰基辅酶 A、胆固醇酰基转移酶等。

这些受体和酶的缺乏或活性降低都可能影响脂蛋白代谢，导致脂代谢紊乱。

（三）脂蛋白的代谢途径

1. 外源性代谢途径

外源性代谢途径是指饮食摄入的胆固醇和三酰甘油在小肠中合成乳糜微粒及其代谢过程。

脂质（小肠）——新生的乳糜微粒——体循环（淋巴管）——脂蛋白交换——成熟的乳糜微粒——三酰甘油水解（LPL）——游离脂肪酸（外周组织）摄取利用——乳糜微粒残粒（肝细胞）摄取代谢。

2. 内源性代谢途径

内源性代谢途径是指由肝脏合成极低密度脂蛋白后，极低密度脂蛋白转变成低密度脂蛋白和中间密度脂蛋白，低密度脂蛋白被肝脏或其他器官代谢的过程。

VLDL（肝脏）——VLDL 残粒（LPL，又称为 IDL）——部分 IDL 摄取代谢（肝脏），其余的 IDL、LDL（LPL）与 LDLR 结合并被细胞摄取和降解。

3. 胆固醇逆转运

胆固醇逆转运是指肝外组织细胞中胆固醇以高密度脂蛋白为载体转运到肝脏进行分解代谢的过程。

胆固醇逆转运主要由 HDL 承担。

（1）胞内游离胆固醇从肝外组织细胞中移出，被转运到细胞膜上，HDL 作为细胞膜胆固醇移出的接受体。

（2）HDL 接收的游离胆固醇形成胆固醇酯进入 HDL 的核心，形成成熟的 HDL，并逐渐由 HDL 转移到 CM、VLDL 和 LDL 颗粒中。

（3）HDL 在代谢过程中被肝脏摄取时，其中的胆固醇酯也就同时被运回肝脏，在肝脏转化为胆汁酸后被清除。

胆固醇的这种双向转运的生理意义：保证全身组织对胆固醇的需要；避免过量的胆固醇在外周组织的蓄积。

（四）脂代谢紊乱分类

1. 高脂血症

血脂水平高于正常上限即为高脂血症，一般以成人空腹 12~14 小时血总胆固醇（TC）≥6.22mmol/L（240mg/dl）和（或）三酰甘油（TG）≥2.26mmol/L（200mg/dl）为高脂血症的标准。

高脂血症分型

病因分型：原发性高脂蛋白血症、继发性高脂蛋白血症。

表型分型：按血浆脂蛋白升高程度Ⅰ、Ⅱa、Ⅱb、Ⅲ、Ⅳ、Ⅴ共六型。

简易分型：高胆固醇血症、高三酰甘油血症、混合型高脂血症，临床常用。

2. 低脂血症

表现为低脂蛋白血症，没有统一标准，一般来说血浆总胆固醇低于 3.10mmol/L（120mg/dl）为有临床意义的判定标准。

低脂血症分型：原发性和继发性低脂蛋白血症。

二、高脂蛋白血症

（一）病因及影响因素

高脂蛋白血症主要由三方面的因素引起。①遗传（基因突变及基因多态性）；②营养、代谢性疾病和其他疾病；③年龄及不健康的生活方式等。

1. 遗传性因素

遗传是导致脂代谢紊乱的最重要的内在影响因素，其中包括单基因突变导致的严重血脂异常和由遗传异质性引起的血脂异常。

LDLR 基因异常：引起受体功能障碍均可导致血浆胆固醇水平明显增加，是家族性高胆固醇血症发生的主要原因。

LPL 基因异常：LPL 缺陷可导致Ⅰ型或Ⅴ型高脂蛋白血症。

载脂蛋白 *apoB*100 基因异常：导致血浆 LDL 的降解与清除障碍。

载脂蛋白 *apoE* 基因异常：导致 CM 和 VLDL 残粒清除障碍。

2. 营养因素

营养是最重要的环境因素。饮食中的胆固醇、饱和脂肪酸、三酰甘油含量高均可导致血浆脂质水平升高。

3. 疾病因素

糖尿病、肾疾病、甲状腺功能减退症等。

4. 其他因素

酗酒、缺乏运动、年龄、长期的精神紧张、吸烟、体重增加以及药物等。

（二）高脂蛋白血症的发生机制

1. 外源性脂质或其他相关物质摄取增加

（1）饮食脂质含量高　①促使肝脏胆固醇含量增加，LDL 受体合成减少，脂质代谢减少；②饮食中大量三酰甘油的摄取导致小肠经外源性途径合成 CM 增加；③促使肝脏经内源性途径合成 VLDL 增加。

（2）饮食饱和脂肪酸含量高　饱和脂肪酸摄入增加引起胆固醇增加。

机制：①细胞表面 LDL 受体活性下降；②apoB 载脂蛋白产生增加。

（3）肠道脂质摄取增加。

2. 内源性脂质合成增加

肝脏是内源性脂质合成的主要部位。

机制：①高糖、高饱和脂肪酸膳食后，肝脏胆固醇合成限速酶 HMGCoAR 活性增加；②血液中胰岛素及甲状腺素增多时，肝 HMGCoAR 表达增加；③血液中胰高血糖素及皮质醇减少时，其对 HMGCoAR 的活性抑制作用减弱；④胰岛素抵抗时，游离脂肪酸释放入血，肝脏以其为底物合成 VLDL 增加。

3. 脂质转运或分解代谢异常

（1）CM 和 VLDL 转运与分解代谢异常

机制：①LPL 表达与活性异常。LPL 是分解脂蛋白中所含三酰甘油的限速酶，是 CM 和 VLDL 代谢的决定性因素，LPL 活性降低或不能正常表达引起 CM 和 VLDL 代谢障碍，导致高三酰甘油血症；②apoCⅡ表达与活性异常，apoCⅡ时 LPL 发挥活性所必需的辅因子，对 LPL 活性有一定抑制作用，apoCⅡ表达减少或功能异常引起 LPL 不能被充分激活，CM 和 VLDL 中三酰甘油分解受阻；③*apoE* 基因多态性，使含有 apoE 的脂蛋白 CM 和 VLDL 分解代谢障碍。

（2）LDL 转运与分解代谢异常

机制：①LDL 受体基因突变；②*apoB* 基因突变。突变使 apoB 与 LDL 受体的结合能力下降，LDL 经 LDL 受体途径降解减少；③LDL 受体表达减少或活性降低；④VLDL 向 LDL 转化增加。

（3）HDL 介导胆固醇逆转运异常　参与胆固醇逆转运的蛋白发生突变，如 LCAT 等。

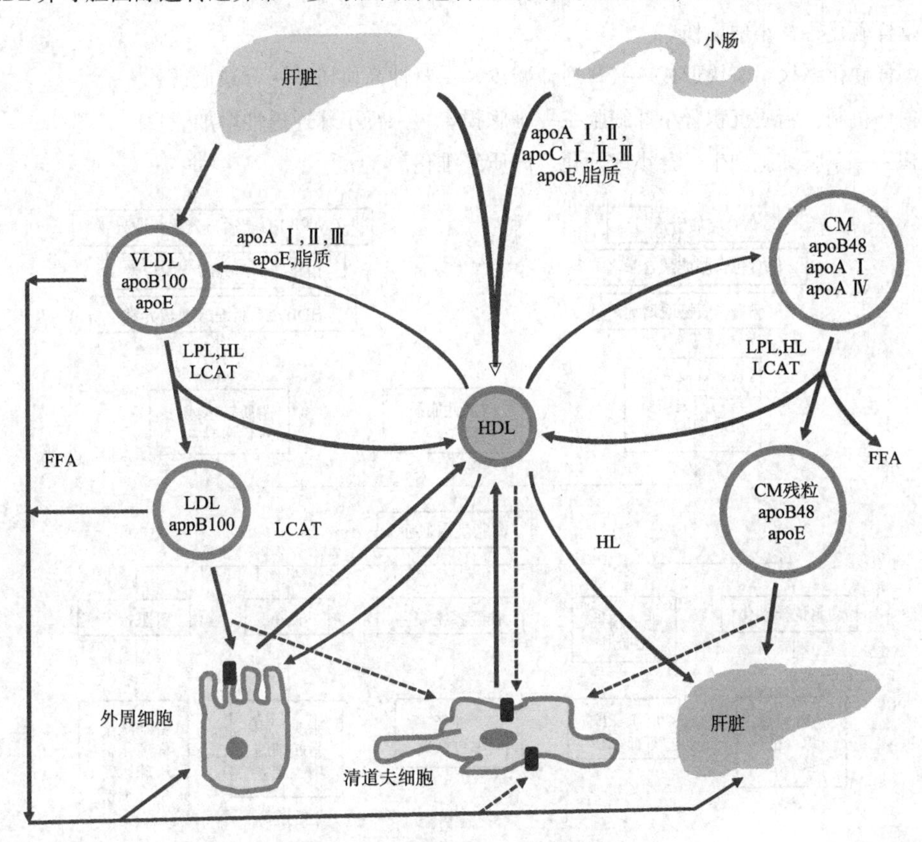

图 5－1　高脂蛋白血症的发生机制

（三）高脂蛋白血症对机体的影响

1. 动脉粥样硬化（As）

动脉粥样硬化是指在多种危险因素作用下，血管内膜结构或功能受损，导致通透性发生改变，血脂异常沉积到血管壁为主要特征的渐进性病理过程。伴随有炎性细胞浸润，中膜平滑肌细胞迁移增殖，泡沫细胞形成和细胞外基质合成增加，最终形成斑块，病变中的脂质主要是胆固醇和胆固醇酯。

脂代谢紊乱导致的高脂蛋白血症是 As 发生的最基本的危险因素。

2. 非酒精性脂肪性肝病

指明确排除酒精和其他肝损伤因素外发生的以肝细胞内脂质过度沉积为主要特征的临床病理综合征。

主要包括三种：非酒精性脂肪肝、非酒精性脂肪性肝炎、非酒精性脂肪性肝炎相关的肝硬化。

机制：肝脏中沉积的脂质主要是三酰甘油。脂代谢紊乱是非酒精性脂肪性肝病的主要危险因素之一；反之，非酒精性脂肪性肝病也促进脂代谢紊乱的发生发展。

3. 肥胖

是指由于食物能量摄入过多或机体代谢异常而导致体内脂质沉积过多，造成以体重过度增长为主要特征并可能引起人体一系列病理、生理改变的一种状态。

肥胖分类：单纯性肥胖、继发性肥胖。

4. 对大脑的影响

是神经退行性疾病如阿尔茨海默病的一个重要危险因素，降脂治疗可以降低神经退行性疾病发生的危险性。

5. 对肾脏的影响

肾动脉粥样硬化、肾小球损伤。

肾动脉粥样硬化结果：斑块形成——肾血流减少——肾性高血压——肾缺血梗死。

肾小球损伤机制：脂质沉积肾小球细胞——细胞损害——肾小球通透性增加。

脂质沉积——系膜细胞增生—肾小球硬化、间质纤维化。

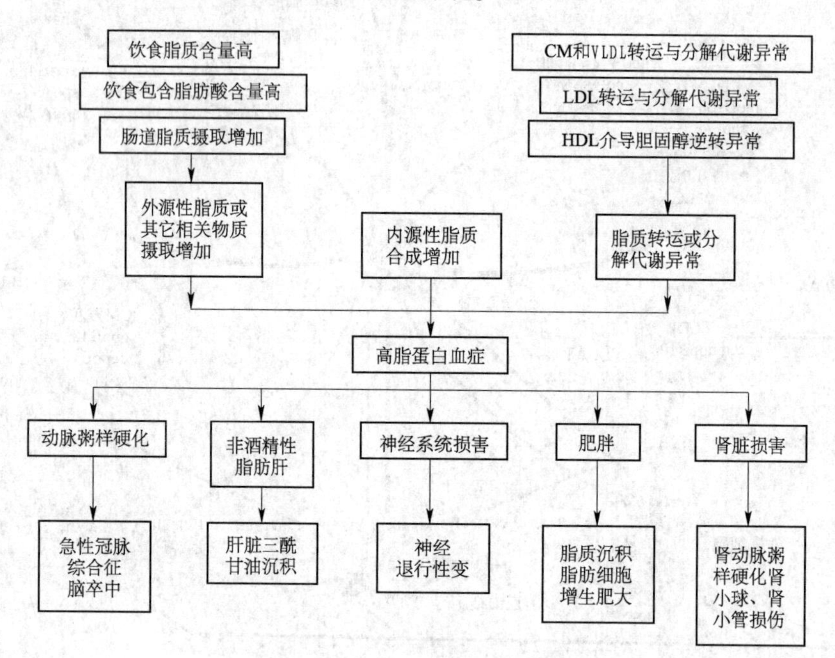

图5－2　高脂血症对机体的影响

三、低脂蛋白血症

（一）低脂蛋白血症的发生机制

1. 脂质摄入不足

常见于食物短缺、疾病引起的长期营养不良、长期素食以及各种原因引起的脂质消化与吸收不良。

机制：①小肠黏膜原发性缺陷或异常；②胰酶或胆盐缺乏；③小肠吸收面积不足；④小肠黏膜继发性病变；⑤小肠运动障碍；⑥淋巴回流障碍。

2. 脂质代谢增加

（1）脂质利用增加　如贫血引起的低脂蛋白血症。

（2）脂质分解增强　如甲状腺功能亢进症、恶性肿瘤等。

（3）甲状腺功能亢进症时导致血脂浓度降低　刺激 LDL 受体表达增加和活性增强；促使胆固醇转化为胆汁酸排泄增加；脂蛋白脂酶和肝酯酶活性增加。

（4）恶性肿瘤引起低脂蛋白血症　肿瘤细胞表面 LDL 受体活性增加；厌食导致的营养不良。

3. 脂质合成减少

严重的肝脏疾病。

4. 脂蛋白相关基因缺陷

遗传性低脂蛋白血症分为低 α 脂蛋白血症和低 β 脂蛋白血症。

（二） 低蛋白血症对机体的影响

1. 对血液系统的影响

棘形红细胞：正常的磷脂酰胆碱与鞘磷脂比例发生翻转。

细胞膜脂质降低：红细胞渗透脆性增加、溶血、血小板活力下降、贫血、凝血机制异常，易引起脑出血。

2. 对消化系统的影响

个体出生后出现脂肪泻，导致脂肪吸收不良。

3. 对神经系统的影响

（1）个体出生早期　精神运动发育迟缓，伸张反射和腱反射减弱，定位感觉丧失、步态不稳和语言障碍等。

（2）中枢和周围神经系统　发生慢性退行性脱髓鞘，智力障碍、小脑性震颤、共济失调、肌肉软弱无力、视力减退、视野缩小、夜盲甚至全盲。

四、防治的病理生理基础

1. 高脂血症

（1）消除病因学因素　防治原发病，控制其他影响因素。

①合理饮食。

②适度运动，避免长时间久坐不动。

③戒烟戒酒等不良生活习惯。

（2）纠正血脂异常　药物降脂，基因治疗。

（3）防止靶器官损伤　促进靶器官胆固醇逆转运，保护靶器官。

2. 低脂蛋白血症

在临床上比较少见，其主要防治措施是消除病因学因素和补充脂溶性维生素保护靶器官。

（王蔚东）

第六章　缺　氧

重点	四种单纯性缺氧的发生机制及血氧变化特点
难点	常用血氧指标的概念和意义，四种单纯性缺氧的血氧变化特点
考点	常用血氧指标，四种单纯性缺氧的血氧变化特点

速览导引图

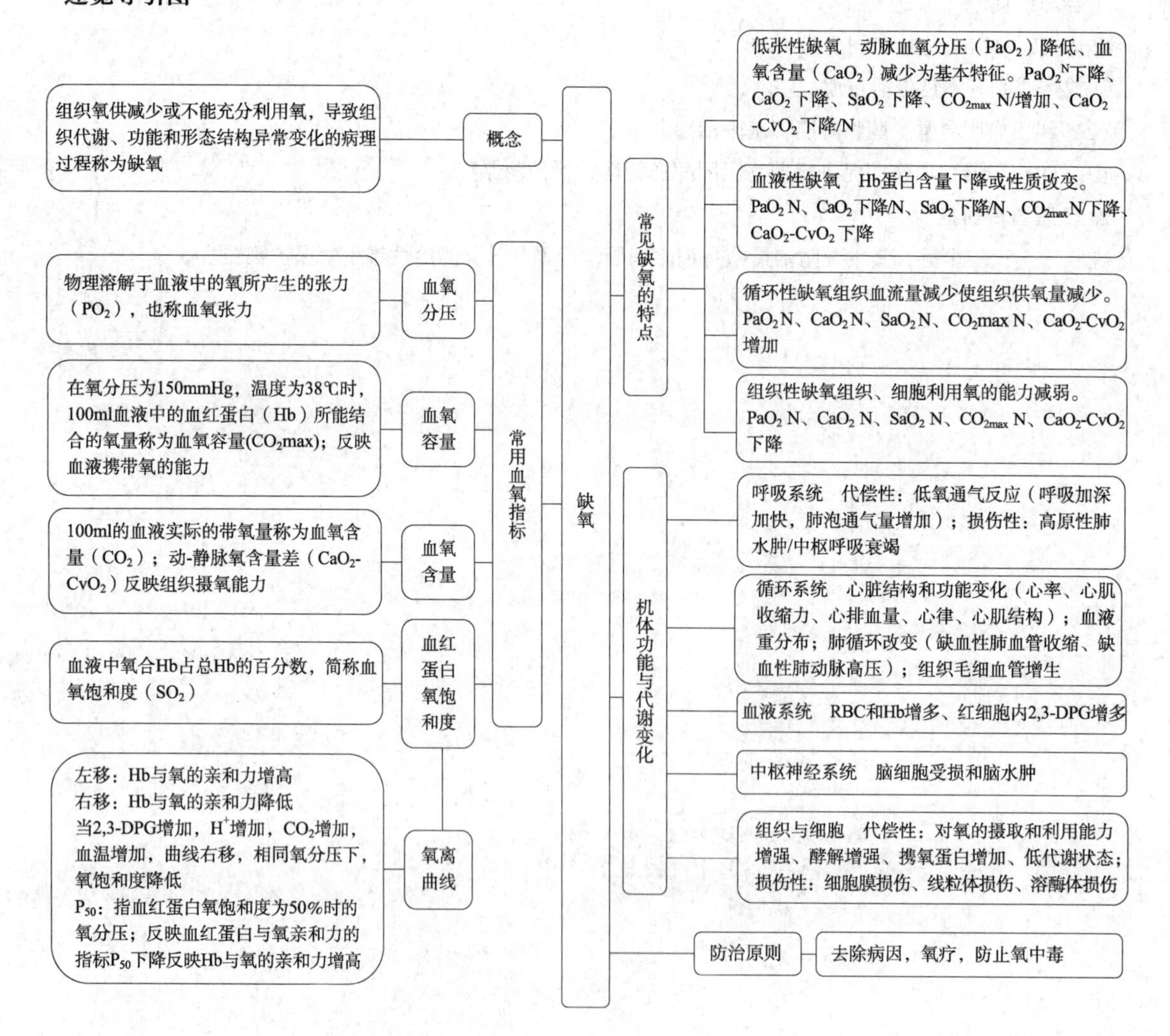

一、缺氧的概念

1. 定义

组织氧供减少或不能充分利用氧，导致组织代谢、功能和形态结构异常变化的病理过程称为缺氧。

2. 氧的获得和利用过程

(1) 外呼吸（外界与血液气体交换的过程）。

(2) 气体的运输（血液循环运输）。

(3) 内呼吸（血液与细胞气体交换的过程）。

3. 组织供氧/耗氧量

(1) 供氧量 = 动脉血 O_2 含量 × 血流量。

(2) 耗 O_2 量 = （动脉血 O_2 - 静脉血 O_2） × 血流量。

二、常用血氧指标

1. 血氧分压（PO_2）

(1) 定义　物理溶解于血液中的氧所产生的张力（PO_2），也称血氧张力。

(2) 动脉血氧分压 PaO_2　100mmHg（13.3kPa），取决于吸入气的氧分压和肺通气与弥散功能（外呼吸）。

(3) 静脉血氧分压 PvO_2　40mmHg（5.33kPa），取决于组织、细胞对氧的摄取和利用状态（内呼吸）。

2. 血氧容量（CO_2max）

(1) 定义　在氧分压为150mmHg，温度为38℃时，100ml 血液中的血红蛋白（Hb）所能结合的氧量称为血氧容量（CO_2max）（Hb 充分氧合后的最大携氧量）。

(2) CO_2max　为 20ml/dl。

(3) 意义　反映血液携带氧的能力，它主要取决于 Hb 的质与量。

3. 血氧含量（CO_2）

(1) 定义　100ml 的血液实际的带氧量称为血氧含量（CO_2）。

(2) 正常值　动脉血氧含量 CaO_2:19ml/dl；静脉血氧含量 CvO_2:14ml/dl。

(3) 取决　血氧分压和血氧容量。

(4) 应用　临床常用动 - 静脉氧含量差（$CaO_2 - CvO_2$）反映组织摄氧能力，正常为5ml/dl。

4. 血红蛋白氧饱和度（SO_2）

(1) 定义　血液中氧合 Hb 占总 Hb 的百分数，简称血氧饱和度（SO_2）。

(2) 公式　SO_2 = （血氧含量 - 溶解的氧量）/氧容量 × 100% ≈ $CO_2/CO_2max \times 100\%$

(3) 正常值　①动脉 SaO_2 95% ~98%；②静脉 SvO_2 70% ~75%。

5. P_{50}

(1) 定义　指血红蛋白氧饱和度为50%时的氧分压；反映血红蛋白与氧亲和力的指标。

(2) 正常值　为 26 ~ 27mmHg；P_{50} 下降反映 Hb 与氧的亲和力增高，P_{50} 增加反映 Hb 与氧的亲和力降低。

三、缺氧的原因、分类和血氧变化的特点

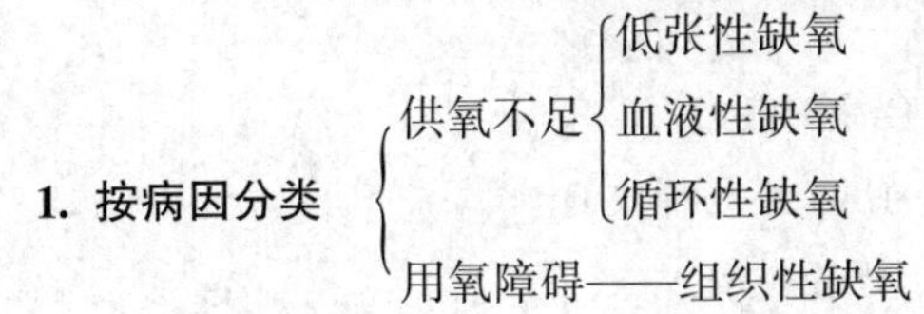

氧的获取及利用：肺部摄氧→→血液携氧→→循环运氧→→组织用氧

↓下降　↓下降　↓下降　↓下降

缺氧类型：　低张性缺氧　血液性缺氧　循环性缺氧　组织性缺氧

2. 低张性缺氧（hypotonic hypoxia）

（1）概念　以动脉血氧分压（PaO_2）降低、血氧含量（CaO_2）减少为基本特征的缺氧；也称乏氧性缺氧。

（2）原因

①吸入气氧分压过低：大气性缺氧，常见于高原、高空及通气不良的地方。

②外呼吸功能障碍：呼吸性缺氧，是由于肺的通气功能障碍或换气功能障碍所致。

③静脉血流入动脉：先天性心脏病（如法洛四联症），右室压力大于左室，静脉血由室间隔流入左室，导致 PaO_2、CO_2降低。

（3）机制　$PaO_2 < 8kPa$（60mmHg）→O_2弥散速度下降→细胞（组织）供 O_2 下降。

（4）血氧变化特点

PaO_2：下降（进入血液的氧减少）。

CaO_2：下降（血液中与血红蛋白结合的氧量减少）。

SaO_2：下降（血液中与血红蛋白结合的氧量减少）。

CO_2max：N（急性：Hb 无明显变化，血氧容量正常范围）。

增加（RBC、Hb 代偿性增多，血氧容量增加）。

$CaO_2 - CvO_2$：下降（PaO_2降低，血液向组织弥散的氧量减少）。

N（慢性缺氧，组织利用氧的能力代偿性增强）。

（5）体征

①发绀：表现为皮肤及黏膜呈青紫色。

②原因：低张性缺氧 PaO_2下降→氧合 Hb 下降→还原 Hb 增加，当还原 Hb > 5g/dl 就会发绀。

③正常人：发绀、缺氧同时存在；重度贫血，Hb < 5g/dl，严重缺氧不出现发绀；红细胞增多症，出现发绀，可无缺氧的症状。

3. 血液性缺氧

（1）概念　由于 Hb 蛋白含量减少或性质改变，使血液携氧能力降低或者与 Hb 结合的氧不易释出引起的缺氧，又称等张性低氧。

（2）原因与机制

①Hb 含量减少（贫血）：严重贫血→Hb 下降→CO_2下降→毛细血管处 PO_2降低/速度加快→氧向组织弥散速度减慢→组织供氧减少。

②一氧化碳中毒

a. CO + Hb→HbCO，使 Hb 携氧能力下降。

b. CO 与 Hb 中的血红素结合，通过变构效应使氧解离曲线左移，Hb 结合的氧不易释放。

c. CO 抑制红细胞内糖酵解→2，3 - DPG 下降→氧离曲线左移→HbO_2不易释放 O_2→加重组织缺氧。

③血红蛋白性质改变：高铁血红蛋白血症（肠源性发绀）。

a. 血红素中的 Fe^{2+} 在氧化剂的作用下形成 Fe^{3+}；失去结合氧的能力。

b. 提高剩余 Hb（Fe^{2+}）与 O_2的亲和力→氧离曲线左移→HbO_2不易释放 O_2。

c. 正常：1% ~2%；若 >10%，缺氧；达到 30% ~50%，严重缺氧。

④血红蛋白与氧的亲和力异常增强

a. 输入大量库存血→2，3－DPG 下降
b. 输入大量碱性液→血 pH 增加
}氧离曲线左移→Hb 释放 O_2 下降→缺氧。

c. Hb 病：Hb 肽链中氨基酸替代→与氧亲和力增加→正常 Hb 携氧下降。

（3）血氧变化特点

①PaO_2：不变：外呼吸功能正常，氧的摄入和弥散正常。

②CaO_2：下降：血红蛋白减少（贫血）、HbCO 增多（CO 中毒）。

不变：仅仅是亲和力升高时，可以不变。

③SaO_2：不变：PaO_2 正常，Hb 功能正常。

下降：CO 中毒。

④CO_2max：下降：贫血，Hb 减少；高铁血红蛋白，Hb 性质改变。

不变：CO 中毒“假性”正常；亲和力异常升高。

⑤CaO_2-CvO_2：下降。贫血：毛细血管床中平均氧分压减低，氧向组织弥散的驱动力减少；亲和力增强：结合的氧不容易释放。

（4）体征

①贫血：皮肤黏膜呈苍白色；CO 中毒，皮肤黏膜呈樱桃红色；Hb 与 O_2 亲和力增高：皮肤黏膜呈鲜红色；高铁血红蛋白血症，皮肤黏膜呈棕褐色，类似发绀。

②肠源性发绀：是指食用大量含硝酸盐的食物后，经肠道细菌将硝酸盐还原为亚硝酸盐，经吸收后导致高铁血红蛋白血症；当血液 $HbFe^{3+}OH$ 达到 1.5g/dl 时，皮肤黏膜呈棕褐色（咖啡色）或类似发绀的颜色（青紫色）。

机制：硝酸盐→亚硝酸盐→高铁血红蛋白→咖啡色/青紫色

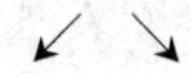

失去结合氧的能力＋影响结合氧的解离→血液性缺氧

4. 循环性缺氧

（1）概念 因组织血流量减少使组织供氧量减少所引起的缺氧，又称低血流性缺氧或低动力缺氧。

按原因分类：①动脉血灌注不足，缺血性缺氧；②静脉血回流障碍，淤血性缺氧。

（2）原因与机制

①全身性循环障碍：心力衰竭、休克等→心排血量下降。

②局部性循环障碍：血管狭窄、阻塞或者受压→局部组织缺血或淤血。

（3）血氧变化特点

①PaO_2 不变：外呼吸功能正常，氧的摄入和弥散正常。

②CaO_2 不变：血红蛋白的质和量没有改变。

③SaO_2 不变：PaO_2 正常，Hb 功能正常。

④CO_2max 不变：Hb 质和量没有改变。

⑤CaO_2-CvO_2 增加：微循环障碍，血液流经组织毛细血管时间延长；血液淤滞，CO_2 增多，氧离曲线右移。

（4）体征

①缺血性缺氧：组织器官苍白；淤血性缺氧：组织器官呈暗红色。

②累及肺脏，可因换气功能受影响而合并呼吸性缺氧，PaO_2、CaO_2、SaO_2 均可下降。

5. 组织性缺氧

（1）概念 在组织氧供正常的情况下，因组织、细胞利用氧的能力减弱而引起的缺氧，又称氧利用障碍性缺氧。

（2）原因

①药物对线粒体氧化磷酸化的抑制。

②呼吸酶合成减少维生素缺乏：$VitB_1$（丙酮酸脱氢酶的辅酶成分）；$VitB_2$（黄素酶的组成成分）；VitPP（辅酶Ⅰ、辅酶Ⅱ组成成分）。

③线粒体损伤结构功能障碍。

（3）血氧变化特点

①PaO_2不变：外呼吸功能正常，氧的摄入和弥散正常。

②CaO_2不变：血红蛋白的质和量没有改变。

③SaO_2不变：PaO_2正常，Hb功能正常。

④CO_2max不变：Hb质和量没有改变。

⑤CaO_2-CvO_2下降：细胞对氧的利用障碍。

四、缺氧时机体的功能与代谢变化

1. 呼吸系统

（1）肺通气量增大——代偿性反应

①现象：呼吸加深加快，肺泡通气量增加——低氧通气反应（HVR）。

②机制：PaO_2下降（$<60mmHg$）→刺激颈动脉体和主动脉体化学感受器→兴奋呼吸中枢→呼吸深快，肺通气量增加。

③代偿意义

a. 增大呼吸面积，促进氧的弥散，提高PaO_2，SaO_2。

b. 新鲜空气入肺泡，肺泡氧分压升高，二氧化碳分压减少。

c. 胸廓活动度增大，促进血液回流，促使肺血流量和心排血量增加，有利气体交换和氧的运输。

④代偿特点

a. 低氧通气反应的强度与缺氧程度和缺氧持续时间有关。

	肺通气量改变	机制	
		外周化学感受器	呼吸中枢
初入高原	增加较少	+	-
4~7日后	明显增加	+	+
久居高原	回降	-	-

b. 低氧通气反应是急性低张性缺氧最重要的代偿反应。

（2）高原肺水肿——损伤性变化

①高原肺水肿（HAPE）：从平原快速进入2500米以上高原时，因低压缺氧而发生的一种高原特发性疾病，表现为呼吸困难、严重发绀、咳粉红色泡沫痰或白色泡沫痰、肺部湿啰音。

②机制

a. 肺血管收缩→肺动脉升高→肺毛细血管内压增高→血浆、蛋白、红细胞漏出。

b. 血管活性因子、炎症因子等的作用→肺血管内皮细胞通透性增加→液体渗出。

c. 外周血管收缩→肺血流量增多→液体容易外漏。

d. 肺泡上皮的钠水主动转运系统相关蛋白表达下降→肺泡内水、钠的清除能力降低。

（3）中枢性呼吸衰竭——损伤性变化

a. 中枢性呼吸衰竭：$PaO_2<30mmHg$→抑制呼吸中枢→肺泡通气量减少。

b. 潮式呼吸（陈-施呼吸）；间停呼吸（Biot呼吸）。

2. 循环系统

（1）心脏结构和功能变化

①心率

a. 心率↑：低氧通气反应→呼吸运动增强→肺牵张感受器兴奋→反射性兴奋交感神经。

b. 心率下降：严重缺氧→抑制心血管运动中枢/心肌能量代谢障碍。

②心肌收缩力

a. 心肌收缩力增强：交感神经兴奋（作用于心脏β肾上腺素能受体）。

b. 心肌收缩力下降：严重缺氧→抑制心血管运动中枢，心肌能量代谢障碍，心肌收缩蛋白丧失。

③心排血量

a. 心排血量增加：①交感神经兴奋→心率加快，心肌收缩力增强；②呼吸运动增强→回心血量增加。

b. 心排血量下降：严重缺氧→心率下降，心肌收缩力下降。

④心律

a. 窦性心动过缓：PaO_2下降→反射性兴奋迷走神经。

b. 异位心律和传导阻滞：心肌细胞内K^+下降、Na^+增加→静息膜电位下降→兴奋性↑、自律性↑。

⑤心脏结构改变：肺动脉高压和血液黏滞度增大→心脏负荷加重→右心室肥大。

（2）血液分布改变

①意义：保证重要器官的氧供。

②机制

a. 交感神经兴奋交感神经兴奋（作用于α肾上腺素受体）→皮肤腹腔器官血管收缩。

b. 局部代谢产物心脏和脑组织缺氧→产生乳酸、腺苷、PGI_2→局部组织血管扩张。

c. 心脑血管K_{Ca}/K_{ATP}开放。

（3）肺循环的变化

①缺氧性肺血管收缩（HPV）

a. 定义：肺泡气PO_2减低可引起该部位肺小动脉收缩；肺循环独有的生理现象。

b. 机制

缺 氧	—抑制K_v→肺动脉平滑肌细胞去极化激活钙通道Ca^{2+}内流增加 —ROS产生增加→抑制电压依赖性钾通道，Ca^{2+}内流 —缩血管物质增多，舒血管物质减少 —交感神经兴奋→α受体	肺血管收缩

②缺氧性肺动脉高压（HPH）

a. 定义：慢性缺氧不仅使肺小动脉长期处于收缩状态，还可引起肺血管壁平滑肌细胞和成纤维细胞的肥大和增生，导致肺血管结构改建，变现为无肌型微动脉肌化，小动脉中层平滑肌增厚，管腔狭窄，同时肺血管壁中胶原和弹性纤维沉积，血管硬化，顺应性降低，形成持续的缺血性肺动脉高压。

b. 肺源性心脏病和高原心脏病发生的中心环节。

（4）组织毛细血管增生

①意义：缩短氧从血管向组织细胞弥散的距离。

②机制

a. HIF-1增多，上调VEGF等的表达，促进血管增生。

b. ATP减少，腺苷增多，腺苷可促进血管增生。

3. 血液系统

（1）红细胞和血红蛋白增多

①急性缺氧：交感神经兴奋→脾脏等储血器官收缩→储存的血液释放→循环 RBC 增加。

②慢性缺氧：缺氧→HIF－1 增加→EPO 增加→骨髓造血增加→RBC 增加。

③利：增加血液的携氧能力和组织供氧量。

弊：血液黏滞度增高，加重心脏负担；高原红细胞增多症。

（2）红细胞内 2，3－DPG 增多。

①机制

a. 2，3－DPG 生成增多。

b. 2，3－DPG 分解减少。

②利：氧离曲线右移，向组织释放氧的能力增强。

弊：不利于氧在肺毛细血管中与 Hb 的结合。

4. 中枢神经系统变化

（1）严重缺氧或长时间缺氧　神经系统功能障碍。

急性缺氧：头痛、思维能力降低、情绪激动及动作不协调；惊厥或意识丧失。

慢性缺氧：注意力不集中，记忆力减退，易疲劳，轻度精神抑郁。

（2）机制　脑细胞受损和脑水肿。

①线粒体结构功能受损，能量代谢障碍。

②神经递质失调。

③酸碱平衡紊乱。

④缺氧脑血管内皮损伤，毛细血管通透性增加。

5. 组织、细胞变化

（1）代偿性反应

①对氧的摄取和利用能力增强：慢性缺 O_2→线粒体数目增加膜面积增加呼吸链中酶活性增加→利用 O_2 能力增加。

②酵解增强：缺 O_2→ATP 下降→ATP/ADP 下降→磷酸果糖激酶活性增加→糖酵解增加。

③携氧蛋白增加：缺 O_2→肌红蛋白增加脑红蛋白增加胞红蛋白增加→对氧的摄取和储存能力增加。

④低代谢状态：减少氧的消耗，维持氧的供需平衡。

（2）细胞损伤

①细胞膜损伤（通透性改变，膜磷脂分解，ROS 增多）。

②线粒体损伤（功能降低，肿胀，破裂）。

③溶酶体损伤（膜磷脂分解，破裂，组织自溶）。

五、缺氧治疗的病理生理基础

（1）去除病因　缺氧治疗的前提和关键。

（2）氧疗　缺氧治疗的首要措施；氧分压高的空气或纯氧。

①对低张性缺氧最有效。

②提高血液性缺氧和循环性缺氧患者血液物理溶解的氧。

（3）防止氧中毒　与活性氧的毒性作用有关。

（陈小湧　谭红梅）

第七章 发 热

重点	发热、发热激活物、内生致热原定义、发热机制和发热时相、发热对机体的影响
难点	发热机制
考点	基本定义、发热与过热区别、发热时相及对机体影响

速览导引图

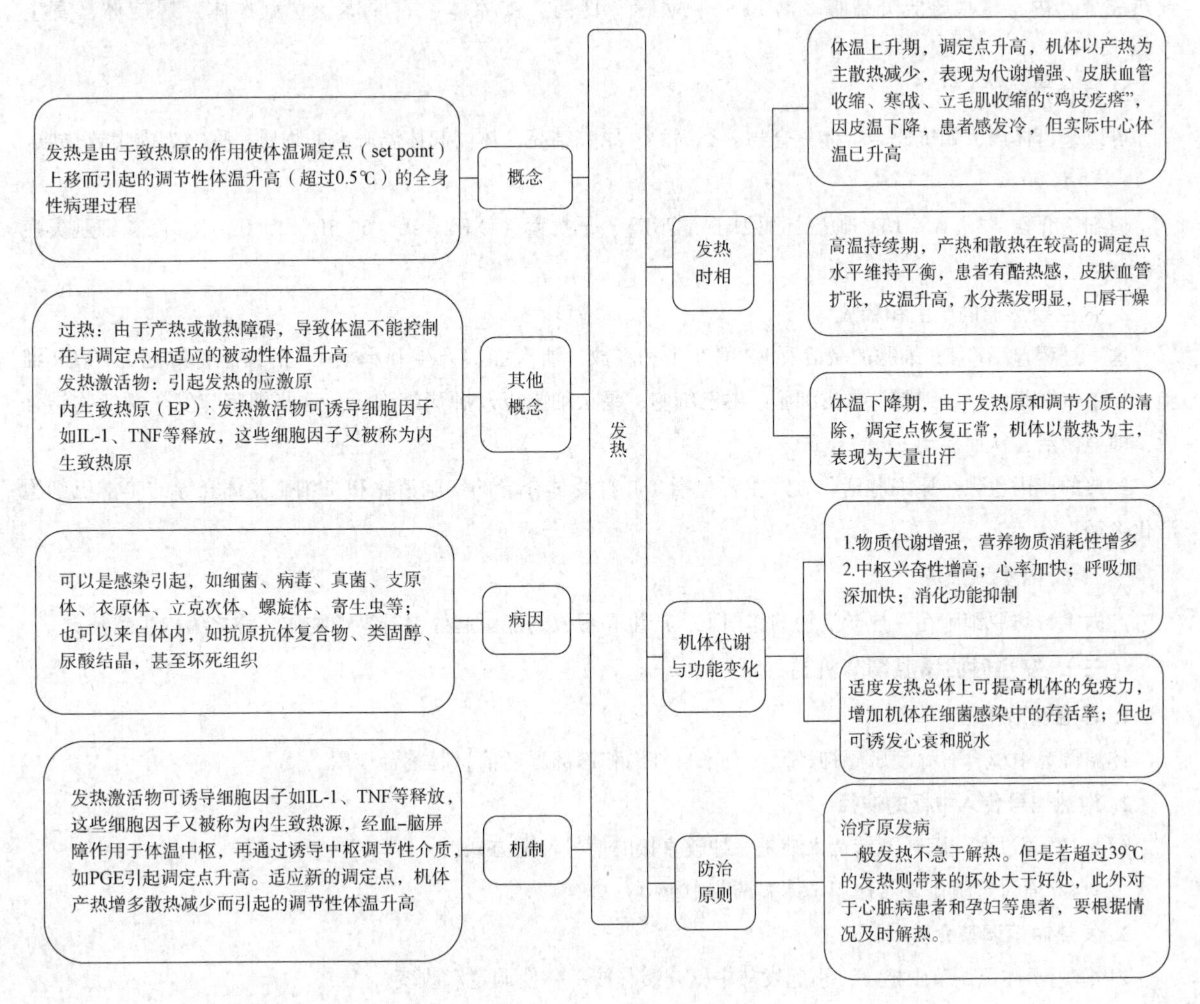

一、概念

（1）正常人体保持恒定温度可用 “调定点”学说解释。若体温高于调定点，则体温中枢接受信息整合后，调节机体产热减少，并通过出汗使散热增多，以避免温度过高；若体温低于调定点，则体温中枢调节产热增多散热减少，以此保持恒定温度。

（2）发热 是由于致热原的作用使体温调定点（set point）上移而引起的调节性体温升高（超过0.5℃）的全身性病理过程。

（3）由于产热或散热障碍，导致体温不能控制在与调定点相适应的被动性体温升高被称为过热。

二、病因及发热机制

（一）发热激活物

引起发热的应激原又被称为发热激活物。发热通常是由发热激活物作用于机体，激活产内生致热原细胞使之产生和释放内生致热原（endgenous pyrogen，EP），再经一些后续环节引起体温升高。发热激活物又称内生致热原诱导物，包括外致热原和某些体内产物。

1. 外致热原

可以来自体外，如细菌（革兰阳性细菌是常见的发热原因，革兰阴性细菌胞壁中含内毒素是主要的致热成分，内毒素主要成分是脂多糖 LPS）、病毒、真菌、支原体、衣原体、立克次体、螺旋体、寄生虫等。

2. 体内产物

可以来自体内，如抗原－抗体复合物、类固醇、尿酸结晶，体内起体温升高的物质，称之为内生致热原。

1. 种类

白细胞介素－1（IL－1）、肿瘤坏死因子（TNF）、干扰素（INF）、IL－6、IL－2、IL－8、巨噬细胞炎症蛋白－1等。

2. 内生致热原的产生和释放

这一过程包括产EP细胞的激活及EP的产生和释放。所有能够产生和释放EP的细胞都称之为产EP细胞，如单核细胞、巨噬细胞、内皮细胞、淋巴细胞、星状细胞以及肿瘤细胞等。这些细胞与发热激活物结合后，即被激活，从而启动EP的合成。

经典的产内生致热原细胞活化方式主要包括Toll样受体介导的细胞活化和T细胞受体介导的T淋巴细胞活化途径。

（二）内生致热原

产内生致热原细胞在发热激活物的作用下，产生和释放的能引起体温升高的物质，称之为内生致热原。

（三）发热时的体温调节机制

1. 体温调节中枢

体温调节中枢含有温度敏感神经元，对来自外周和深部温度信息起整合作用。

2. 致热信号传入中枢的途径

（1）EP通过血－脑屏障转运入脑是一种较直接的信号传递方式。

（2）EP通过终板血管器作用于体温调节中枢。

3. 发热中枢调节介质

EP作用于体温调节中枢——引起发热中枢介质释放——使调定点改变。

发热时体温上升的幅度被限制在特定范围内的现象称为热限，是正负调节介质的共同作用。

(1) 正调节介质 前列腺素 E (PGE); 环磷酸腺苷 (cAMP); Na^+/Ca^{2+} 比值; 促肾上腺皮质激素释放素; 一氧化氮。

(2) 负调节介质 精氨酸加压素; 黑素细胞刺激素; 膜联蛋白 A1; 白细胞介素-10。

(3) 发热激活物可诱导细胞因子如 IL-1、TNF 等释放。

4. 发热时体温调节的方式及发热的时相

(1) 体温调节方式: ①调定点的正常设定值在37℃左右; ②发热时, 发热激活物作用于产 EP 细胞, 引起 EP 的产生和释放, EP 经血液循环到达颅内, 在 POAH 或 OVLT 附近, 引起中枢发热介质的释放, 后者作用于神经元, 使调定点上移; ③由于调定点高于中心温度, 体温调节中枢对产热和散热进行调整, 从而把体温升高到与调定点相适应的水平; ④在体温上升的同时, 负调节中枢也被激活, 产生负调节介质, 进而限制调定点的上移和体温的上升, 正负调节相互作用的结果决定体温上升的水平; ⑤发热一段时间后, 随着激活物被控制或消失, EP 及增多的介质被清除或降解, 调定点迅速或逐渐恢复到正常水平, 体温也相应被调控下降至正常。

(2) 发热过程通常有典型的阶段表现, 被称为发热时相。

①体温上升期: 调定点升高, 机体以产热为主散热减少, 表现为代谢增强、皮肤血管收缩、寒战、立毛肌收缩的"鸡皮疙瘩", 因皮温下降, 患者感觉发冷, 但实际中心体温已升高。

②高温持续期: 产热和散热在较高的调定点水平维持平衡, 患者有酷热感, 皮肤血管扩张, 皮温升高, 水分蒸发明显, 口唇干燥。

③体温下降期: 由于发热原和调节介质的清除, 调定点恢复正常, 机体以散热为主, 表现为大量出汗。

三、发热对机体影响

体温升高时物质代谢加快。一般认为, 体温每升高1℃, 基础代谢率提高13%; 适度发热总体上可提高机体的免疫力, 增加机体在细菌感染中的存活率; 若超过39℃的发热则带来的坏处大于好处; 而超过41℃的发热则对人类生命构成威胁。此外对于特定疾病患者, 要根据情况及时解热。

1. 物质代谢的改变

(1) 糖代谢 糖原分解代谢增强, 糖异生增强, 血糖升高, 血乳酸增高。

(2) 脂肪代谢 脂肪分解加强, 由于糖原贮备不足, 营养摄入不足, 机体动员脂肪贮备。交感-肾上腺髓质系统兴奋性增高, 脂解激素分泌增加, 也可促进脂肪加速分解。

(3) 蛋白质代谢 蛋白质分解代谢增强, 负氮平衡。

(4) 水、盐及维生素代谢 在发热的体温上升期, 尿量减少, Na^+ 和 Cl^- 的排泄也减少; 退热期因尿量的恢复和大量出汗, Na^+、Cl^- 排出增加, 可导致水分的大量丢失, 引起脱水。因此, 高热患者退热期应及时补充水分和适量的电解质; 维生素消耗增多。

2. 生理功能变化

(1) 中枢神经系统功能改变 发热使神经系统兴奋性增高如烦躁、谵妄、幻觉, 在小儿, 高热容易引起抽搐 (热惊厥)。

(2) 循环系统功能改变 发热时心率加快, 体温每上升1℃, 心率约增加18次/分: 是高温刺激窦房结和交感神经所致; 在寒战期间, 心率加快和外周血管的收缩, 可使血压轻度升高; 高温持续期和退热期因外周血管舒张, 血压可轻度下降。

(3) 呼吸功能改变 发热时血温升高可刺激呼吸中枢并提高呼吸中枢对 CO_2 的敏感性, 呼吸加快加强。

(4) 消化功能改变 发热时消化液分泌减少, 各种消化酶活性降低, 因而产生食欲减退、口腔黏膜干燥、腹胀、便秘等临床征象。

3. 防御功能的改变

（1）抗感染能力的变化　通过抑制微生物的生长繁殖、加强免疫细胞功能。

（2）对肿瘤细胞的影响　发热可能抑制或杀灭肿瘤细胞；某些内生致热原本身就具有杀灭肿瘤细胞的作用。

（3）急性期反应　是机体在细菌感染和组织损伤时所出现的一系列急性时相的反应。主要包括急性期蛋白的合成增多、血浆微量元素浓度的改变及白细胞计数的改变。急性期反应是机体防御反应的一个组成部分。

第八章 应 激

重点	应激的神经内分泌反应；急性期和急性期蛋白；细胞应激反应；应激性溃疡的发病机制
难点	应激的神经内分泌反应
考点	应激时交感－肾上腺髓质系统和肾上腺皮质激素的变化和意义；应激性溃疡的发病机制

速览导引图

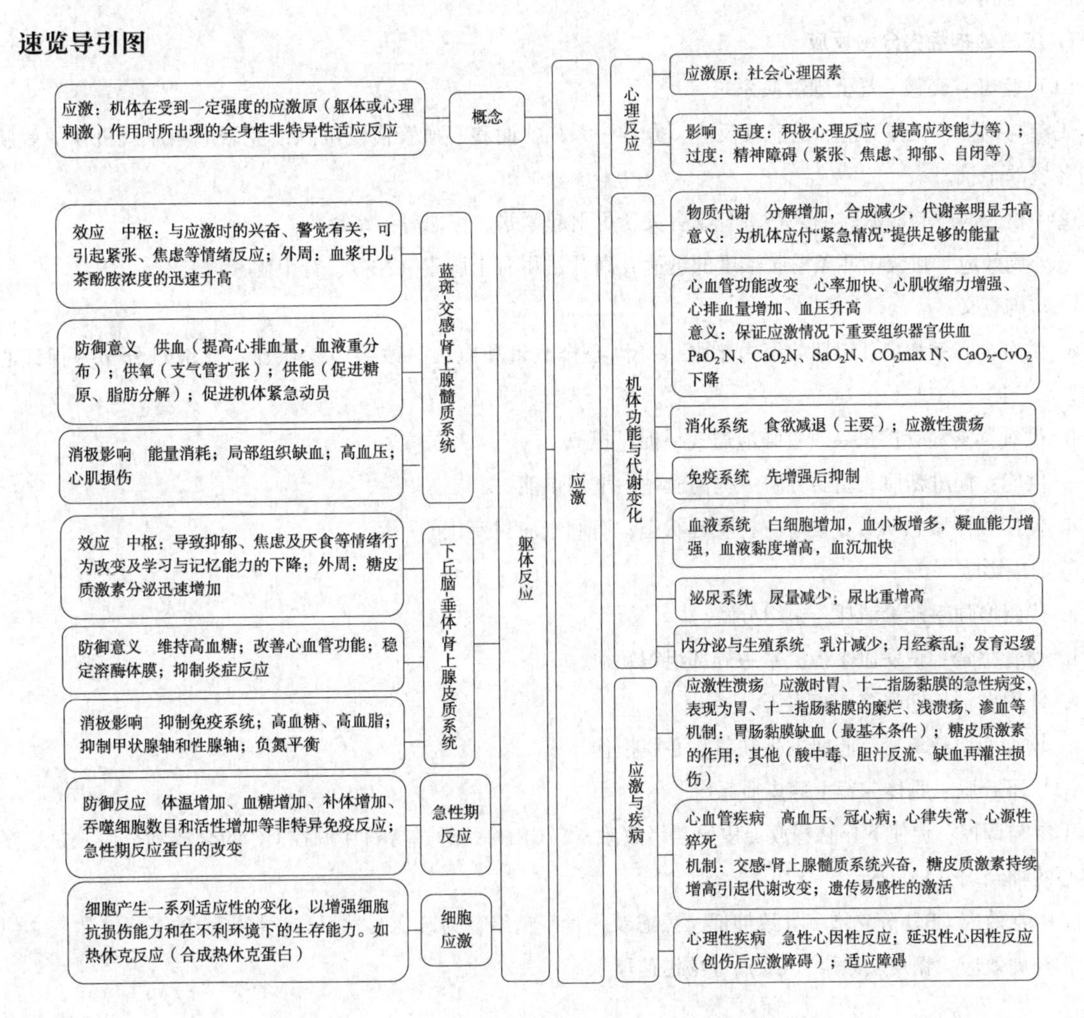

一、概念

（1）应激原　能导致应激的因素，包括理化和生物学因素以及社会心理因素。任何刺激都可以成为应激原，只要强度足够引起应激反应。

①外环境因素：高温、寒冷、强光、噪声、射线、低氧、病原微生物及化学毒物等。

②内环境因素：贫血、休克、酸碱平衡紊乱、器官功能衰竭等。

③社会心理因素：工作紧张、人际关系不良、愤怒、焦虑、恐惧、大喜大悲等。

（2）应激　机体在受到一定强度的应激原（躯体或心理刺激）作用时所出现的全身性非特异性适应反应。与刺激因素的性质无直接关系。

（3）全身适应综合征（GAS）　机体受到有害刺激时出现的一种非特异性的适应性防御反应。也称应激综合征。

病理三联症：肾上腺肿大、胃肠道溃疡和胸腺淋巴结退化。

（4）应激分类

①躯体性应激（外环境因素、内环境因素）/心理性应激（社会心理因素）。

②急性应激（突发的天灾人祸、意外受伤等）/慢性应激（长时间高负荷的学习或工作）。

③生理性应激（适度或时间不长；可提高应变能力）/病理性应激（强烈/持久；代谢功能紊乱、疾病）。

二、应激时的躯体反应

1. 应激的神经内分泌反应

（1）蓝斑－交感－肾上腺髓质系统

①参与调控　机体对应激的急性反应，介导一系列代谢和心血管代偿机制以克服应激原对机体的威胁或对内环境的干扰。

②中枢效应　与应激时的兴奋、警觉有关，可引起紧张、焦虑等情绪反应。

③外周效应　血浆中儿茶酚胺浓度的迅速升高［去甲肾上腺素（NE）、肾上腺素（E）］。

④防御意义

a. 供血：心率增快、心肌收缩力增强→提高心排血量和血压→改善组织供血；血液重分布→保证心脑供血。

b. 供氧：支气管扩张→改善肺泡通气→促进摄氧。

c. 供能：促进糖原、脂肪分解→提高血糖→增加供能。

d. 促使机体紧急动员，处于一种唤起状态；有利于应付变化的环境。

⑤消极影响

a. 代谢增强→能量消耗，组织分解。

b. 血管痉挛，诱发血小板凝聚→局部组织缺血。

c. 外周血管长期收缩→高血压。

d. 增加心肌耗氧量，心肌发生缺氧→心肌损伤。

（2）下丘脑－垂体－肾上腺皮质系统

①参与调控：促使下丘脑释放促皮质素释放激素（CRH），通过 ACTH 调控 GC 的合成和分泌，是应激时最核心的神经内分泌反应。

②中枢效应 CRH 分泌增多导致抑郁、焦虑及厌食等情绪行为改变及学习与记忆能力的下降。

③外周效应：糖皮质激素（GC）分泌迅速增加。

④防御意义

a. 维持高血糖：促进蛋白分解和糖异生→补充肝糖原。

b. 改善心血管功能：对儿茶酚胺的允许作用→维持血压和有效循环血量。

c. 稳定溶酶体膜：防止或减轻溶酶体对组织细胞的损害→保护组织。

d. 抑制炎症反应：抑制细胞活化、细胞因子产生→减轻组织损伤。

⑤消极影响

a. 抑制免疫系统，免疫力下降→增加感染。

b. 代谢改变→高血糖、高血脂，形成胰岛素抵抗。

c. 抑制甲状腺轴和性腺轴→内分泌紊乱、性功能减退。

d. 蛋白大量分解→负氮平衡，组织修复、愈合受阻。

（3）其他激素

①胰高血糖素和胰岛素

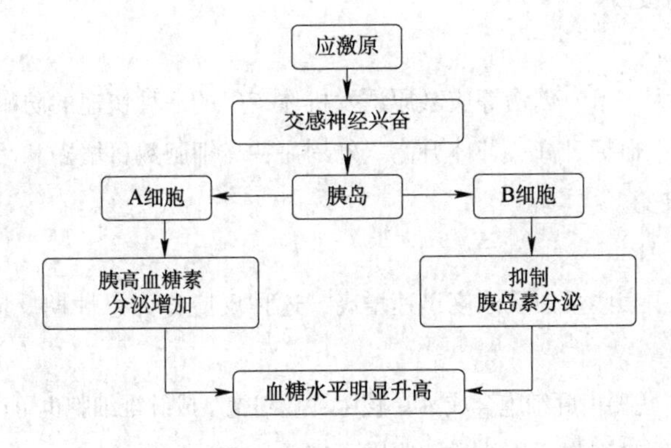

②血管升压素和醛固酮

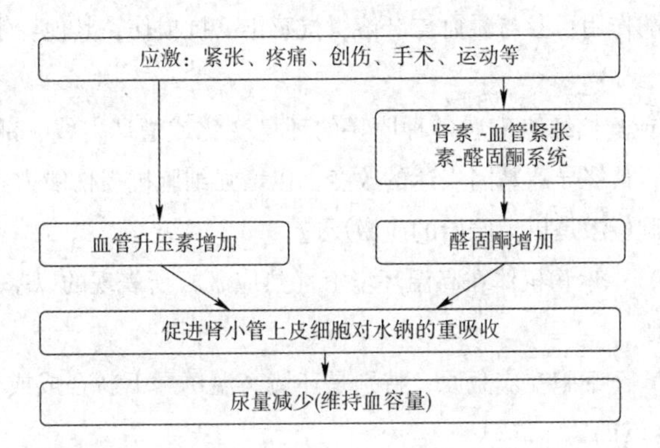

③ β－内啡肽

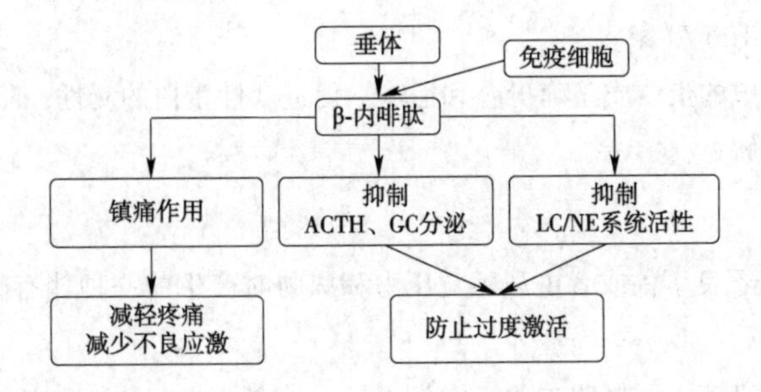

④其他

名称	应激时的变化
促性腺激素释放激素	降低
生长素	升高（急性）、降低（慢性）
催乳素	升高
促甲状腺激素释放激素	降低
促甲状腺激素	降低
T_3、T_4	降低
黄体生成素	降低
促卵泡生成素	降低

2. 应激时免疫系统的反应

（1）应激时神经内分泌的改变可通过相应受体正向或者负向调控免疫系统。

（2）免疫系统可以通过产生多种神经内分泌激素和细胞因子，改变神经－内分泌系统。

3. 急性期反应和急性期蛋白

（1）急性期反应（APR）

①概念：感染、烧伤、大手术、创伤等应激原诱发机体产生的一种快速的防御反应。

②主要表现：体温升高、血糖升高、补体升高、外周血吞噬细胞数目增多和活性增强等非特异免疫反应；急性期反应蛋白（AP）的改变。

（2）急性期反应蛋白（AP）

①概念：应激时，血浆中某些蛋白质浓度迅速增高，这种反应称为急性期反应，这些蛋白质被称为急性期反应蛋白。

②分泌型蛋白，种类多；主要由肝细胞合成（单核－吞噬细胞、成纤维细胞也可产生少数急性期反应蛋白）。

③产生机制：与单核－吞噬细胞所释放的细胞因子有关。

④主要功能：抑制蛋白酶作用；参与凝血与纤溶；抗感染，抗损伤；其他：铜蓝蛋白（清除氧自由基）。

4. 细胞对应激原的反应

（1）细胞应激　当原核或真核细胞遭遇各种明显的环境变化或遭遇射线、活性氧等导致大分子损伤时，能产生一系列适应性的变化，最终导致基因表达的改变，以增强细胞抗损伤能力和在不利环境下的生存能力，这种反应称为细胞应激。细胞应激是更为原始的应激反应。

（2）热休克反应（HSR）　生物机体在高温环境下（热应激）所表现的以基因表达变化为特征的防御适应反应。最早发现的细胞应激。

（3）热休克蛋白（HSP）　细胞在应激原，特别是环境高温诱导下新合成或合成增加的一组蛋白质称为热休克蛋白；又名应激蛋白（SP）。

①生物体中广泛存在的一组高度保守的细胞内蛋白质。

②与应激最为密切的是HSP70家族。

③主要功能：帮助新合成的蛋白质正确折叠和运输；促进变性蛋白的复性，防止他们凝聚；不能复性时，协助蛋白酶系统对其进行降解。

三、心理性应激

（1）概念　机体在遭遇不良事件或者主观感觉压力和威胁时产生的一种伴有生理、行为和情绪改变的心理紧张状态。

（2）应激原　强烈的职业竞争、紧张工作、突发事件、社会动荡、自然灾害。

（3）对机体的影响

①适度：积极心理反应（提高警觉水平，集中注意力，提高判断、应变能力）。

②过度：精神障碍（紧张、焦虑；易怒、仇恨、沮丧；抑郁、自闭、自杀倾向）。

四、应激时机体的功能代谢变化

1. 物质代谢变化

（1）特点　分解增加，合成减少，代谢率明显升高。

（2）物质代谢改变　糖代谢：糖原分解及糖异生增强，出现应激性高血糖和应激性糖尿；脂代谢：脂肪分解增强，脂肪氧化成为主要能源；蛋白质代谢：分解代谢增强，可出现负氮平衡。

（3）防御意义　为机体应付“紧急情况”提供足够的能量；血浆氨基酸水平升高，有利于合成 APP/HSP 等。

（4）消极影响　消瘦、体重下降；贫血、创面愈合迟缓、抵抗力降低。

2. 心血管功能改变

（1）主要改变　心率加快、心肌收缩力增强、心排血量增加、血压升高。

（2）机制

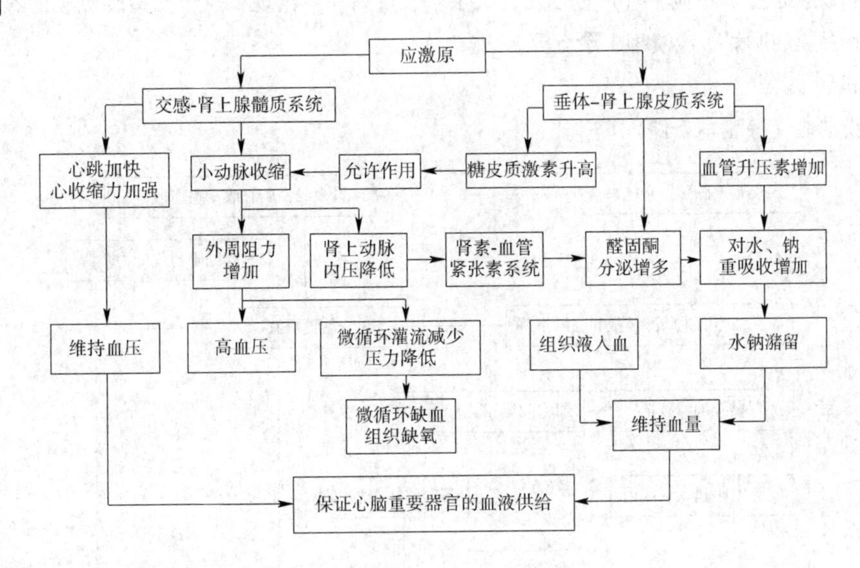

（3）防御意义：保证应激情况下组织供血（特别是重要脏器的血供）。

（4）消极影响：应激过强或时间过长，可导致心血管疾病。

3. 消化道功能改变

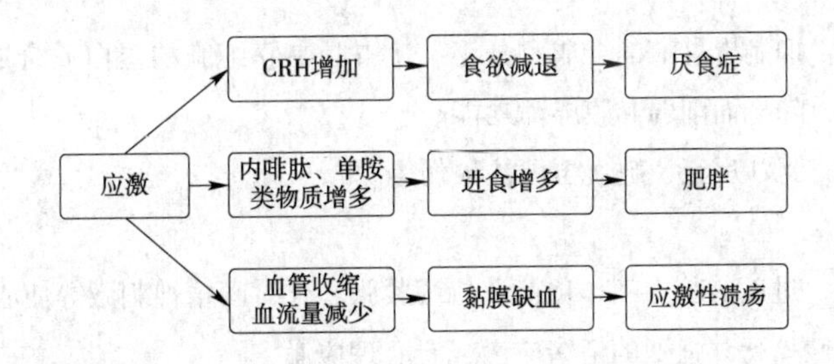

4. 免疫系统的变化

先增强后抑制。①急性应激：非特异性免疫反应增强（中性粒细胞增多、吞噬活性增强、补体激活、CRP 等）；②持续强烈应激：免疫功能抑制（GC 与儿茶酚胺大量释放）。

5. 血液系统

白细胞增加，血小板增多，凝血能力增强，血液黏度增高，血沉加快。

利：抗感染、抗损伤出血；弊：血栓、DIC。

6. 泌尿系统

尿量减少；尿比重增高。

机制：①肾小球滤过率减低；②ADH 分泌增多，促进水的重吸收。

7. 内分泌与生殖系统

①哺乳期妇女乳汁减少；②月经紊乱、性欲减退；③儿童：生长缓慢、青春期延迟。

五、应激与疾病

1. 概念

①应激性疾病：应激起主要致病作用的疾病。

②应激相关疾病：应激在其发生发展中是一个重要的原因或诱因的疾病。

2. 应激性溃疡（stress ulcer）

（1）概念：机体遭受严重应激（严重创伤、大手术、重病等）出现胃、十二指肠黏膜的急性病变；表现为胃、十二指肠黏膜的糜烂、浅溃疡、渗血等。

（2）发生机制

①胃肠黏膜缺血（最基本条件）

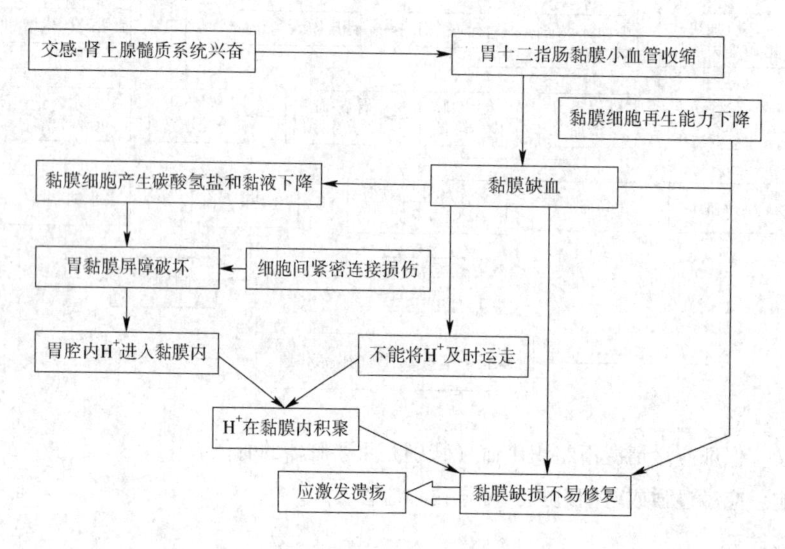

②糖皮质激素的作用：抑制胃黏液的合成和分泌；使胃肠黏膜细胞的蛋白质合成减少分级增加，导致黏膜细胞更新减慢，再生能力降低而削弱黏膜屏障功能。

③其他因素：酸中毒、胆汁反流、缺血再灌注损伤等。

3. 心血管疾病

（1）高血压、冠心病　过度的脑力工作负荷、持续紧张、长时间精神刺激等使心理长期处于紧张状态。

（2）心律失常、心源性猝死　强烈的情绪应激或者心理应激。

（3）诱发机制　交感－肾上腺髓质系统兴奋；GC 持续增高引起代谢改变；遗传易感性的激活。

4. 心理疾病

（1）急性心因性反应　指由于急剧而强烈的心理社会应激原作用后，在数分钟至数小时内所引起的功能性精神障碍。表现为伴有情感迟钝的精神运动性抑制（呆若木鸡），也可表现为伴有恐惧的精神运动性兴奋（激越，无目的地跑，痉挛发作）。

（2）延迟性心因性反应　指严重而剧烈的精神打击（恐怖场面、残酷战争等）而引起的延迟性出现或者长期持续存在的精神障碍，一般遭受打击后数周或数月发病；也称创伤后应激障碍（PTSD）。表现为：反复重现创伤性体验，易出现惊恐反应。

（3）适应障碍　由于长期存在心理应激或困难处境，加上患者本人脆弱的心理特点及人格缺陷，而产生的以抑郁、焦虑、烦躁等情感障碍为主，伴有社会适应不良、学习及工作能力下降以及与周围接触减少等表现的一系列精神障碍。

（陈小湧　谭红梅）

第九章　细胞信号转导异常与疾病

重点	细胞信号转导、跨膜信号转导的概念，细胞信号转导的主要途径，细胞信号转导障碍与疾病的关系
难点	常见的受体水平或G蛋白信号通路异常与疾病的联系
考点	细胞信号转导的基本过程和机制，细胞信号转导系统的调节；信号转导异常的原因，信号转导异常的发生环节；受体、信号转导异常与疾病，细胞信号转导调控与疾病防治

速览导引图

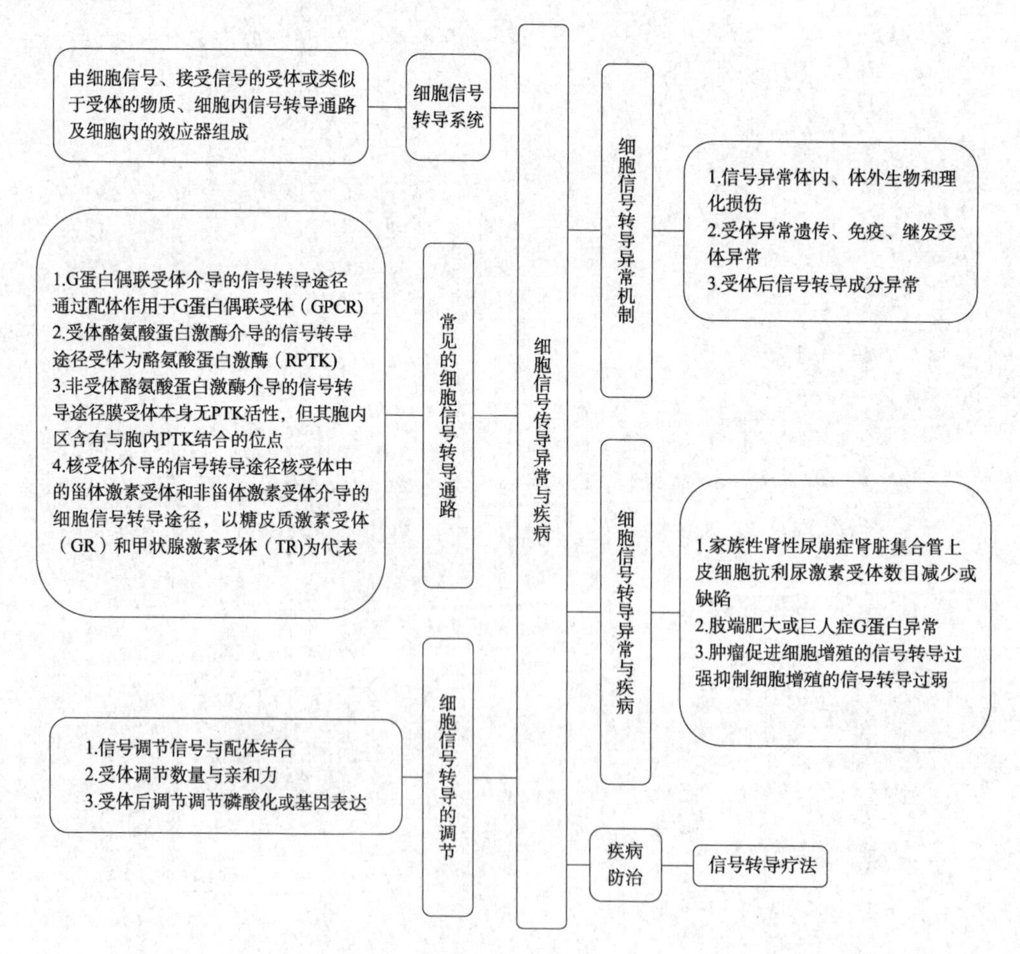

一、细胞信号转导概念

1. 细胞信号转导的过程

（1）基本概念

①细胞信号转导：细胞通过位于胞膜或胞内的受体感受胞外信息分子的刺激，经复杂的细胞内信号转导系统的转换而影响其生物学功能，这一过程称为细胞信号转导。

②跨膜信号转导：水溶性信息分子如肽类激素、生长因子及某些脂溶性信息分子（如前列腺素）等，不能穿过细胞膜，需通过与膜表面的特殊受体相结合才能激活细胞内信息分子，经信号转导的级联反应将细胞外信息传递至胞浆或核内，调节靶细胞功能，这一过程称为跨膜信号转导。

③受体：指细胞或细胞内一些能与细胞外分子相互作用的分子。

④配体：通过细胞受体起作用的化学信号。

（2）细胞信号的接受和转导

①细胞信号：物理信号（光、热、电流）。

化学信号（内分泌激素、气味分子、细胞代谢产物、药物毒物）。

②细胞受体

膜受体：G蛋白偶联受体、酪氨酸蛋白激酶受体、丝/苏氨酸蛋白激酶型受体、死亡受体、离子通道型受体、细胞黏附因子。

核受体：糖皮质激素受体、性激素受体、甲状腺激素受体、代谢性受体、小分子气体受体、孤儿受体等。

（3）常见的细胞信号转导通路

①G蛋白介导的信号转导途径（图9－1，图9－2）

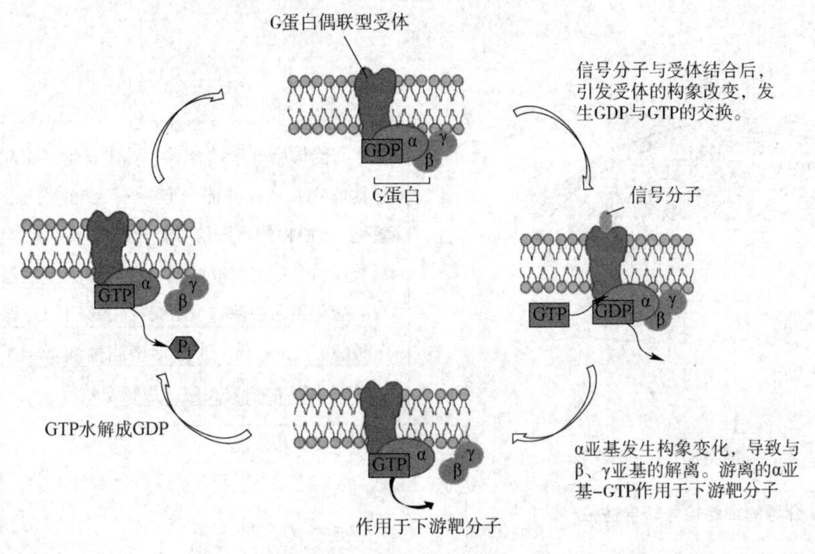

图9－1　G蛋白介导的信号转导途径

G蛋白偶联型受体为7次跨膜蛋白，受体胞外结构域识别胞外信号分子并与之结合，胞内结构域与G蛋白偶联。通过与G蛋白偶联，调节相关酶活性，在细胞内产生第二信使，从而将胞外信号跨膜传递到胞内。G蛋白位于质膜胞质侧，由α、β、γ三个亚基组成，α和γ亚基通过共价结合的脂肪酸链尾结合在膜上，G蛋白在信号转导过程中起着分子开关的作用，当α亚基与GDP结合时处于关闭状态，与GTP结合时处于开启状态

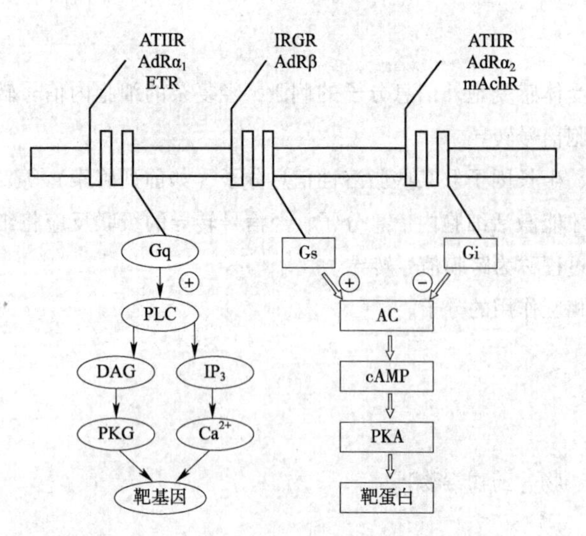

信息分子与受体结合后，激活不同G蛋白，有以下几种途径：①腺苷酸环化酶途径；②磷脂酶途径激活细胞膜上磷脂酶C（PLC），催化质膜磷脂酰肌醇二磷酸（PIP_2）水解，生成三磷酸肌醇（IP_3）和甘油二酯（DAG）。IP_3 促进肌浆网或内质网储存的 Ca^{2+} 释放。Ca^{2+} 可作为第二信使启动多种细胞反应。Ca^{2+} 与钙调蛋白结合，激活 Ca^{2+}/钙调蛋白依赖性蛋白激酶或磷酸酯酶，产生多种生物学效应。DAG 与 Ca^{2+} 能协调活化蛋白激酶C（PKC）

图9-2　GPCR 介导的细胞信号转导途径

②受体酪氨酸蛋白激酶（RPTK）信号转导途径：受体酪氨酸蛋白激酶（receptor protein tyrosine kinases，RPTK）是由50多种跨膜受体组成的超家族，其共同特征是受体胞内区含有PTK，配体则以生长因子为代表。RPTK途径与细胞增殖肥大和肿瘤的发生关系密切（图9-3）。

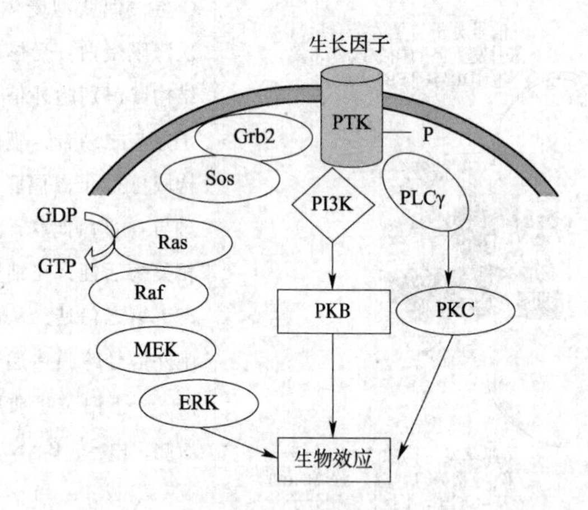

配体与受体胞外区结合后，受体发生二聚化后自身具备PTK活性并催化胞内区酪氨酸残基自身磷酸化。RPTK的下游信号转导通过多种丝氨酸/苏氨酸蛋白激酶的级联激活：①经Ras蛋白激活丝裂原活化蛋白激酶（MAPK）；②经PLCγ激活蛋白激酶C（PKC）；③激活磷脂酰肌醇-3激酶（PI3K），从而引发相应的生物学效应

图9-3　RPTK 介导的细胞信号转导途径

③非受体酪氨酸蛋白激酶途径（图9－4）

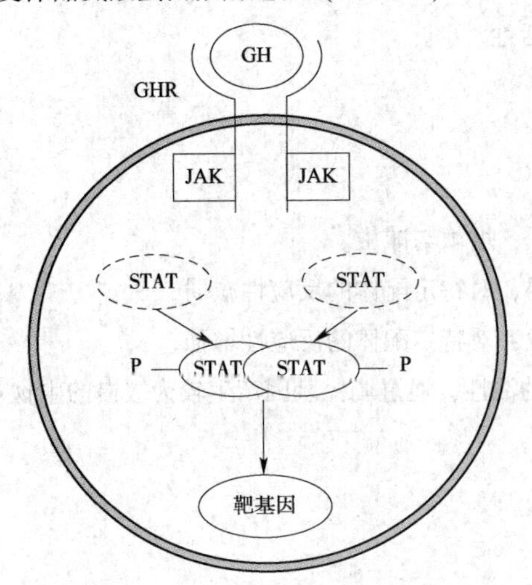

此途径的共同特征是受体本身不具有PTK活性，配体主要是激素和细胞因子。其调节机制差别很大。JAK激酶是起重要作用的非受体酪氨酸蛋白激酶之一

图9－4　GHR介导的细胞信号转导途径

④核受体信号转导途径：细胞内受体分布于胞浆或核内，本质上都是配体调控的转录因子，均在核内启动信号转导并影响基因转录，统称核受体。核受体分为甾体类激素受体家族和非甾体类受体家族（图9－5，图9－6）。

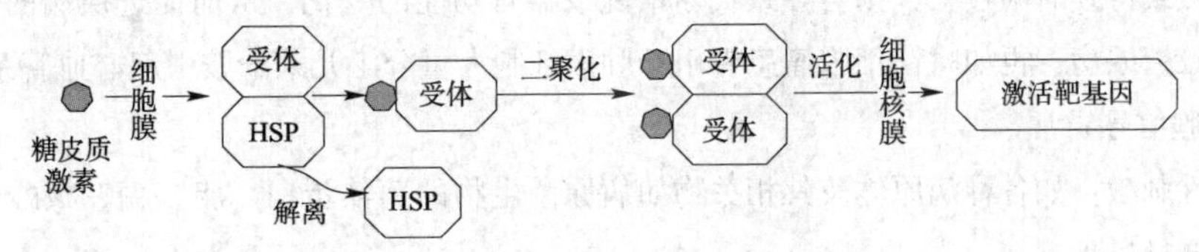

图9－5　GR介导的细胞信号转导途径

甾体类激素受体（如糖皮质受体）位于胞浆，与热休克蛋白（HSP）结合存在，处于非活化状态。配体与受体的结合使HSP与受体解离，暴露DNA结合区。激活的受体二聚化并移入核内，与DNA上的激素反应元件（HRE）相结合或其他转录因子相互作用，增强或抑制基因的转录

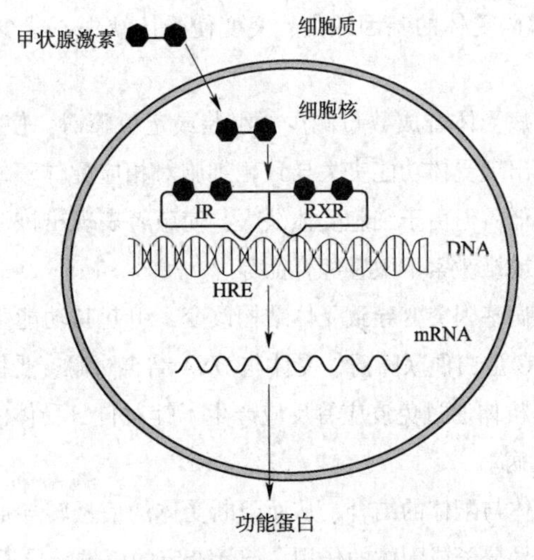

图9－6　TR介导的信号转导途径

非甾体类受体，如甲状腺素类受体位于核内，不与HSP结合，配体与受体结合后，激活受体并以HRE调节基因转录

2. 细胞信号转导的调节

（1）信号调节　配体与信号蛋白结合改变信号蛋白活性。

配体通过激活受体型蛋白激酶控制信号转导。

（2）受体的调节

受体数量的调节：上调和下调。

受体亲和力的调节：磷酸化和非磷酸化是最重要方式；增敏与减敏。

①减敏：受体接触激素或配体一定时间后其功能减退，对特定配体的反应性减弱。

②增敏：受体接触激素或配体一定时间后其功能增强，对特定配体的反应性增强。

（3）受体后调节　通过可逆磷酸化快速调节靶蛋白的活性；通过调控基因产生较为缓慢的生物效应。

①胞外信号启动细胞的信号转导。

②信号直接进入细胞，与核受体结合。

二、细胞信号转导异常的机制

1. 信号异常

体内信号异常一般是信号的产生异常增多或减少；也可能是信号的拮抗因素产生增多或产生了抗信号的自身抗体；外源性的刺激或损伤也可以导致细胞信号异常。

（1）体内神经递质、内分泌激素、生长因子等的生成和释放是根据机体的状况而处于一定的变动之中，如果变化过于剧烈或持续时间过长，则会导致代谢紊乱或器官功能的变化，从而促进疾病的发生发展。如糖代谢信号异常导致糖尿病；再如嗜铬细胞瘤患者由于肿瘤细胞大量分泌儿茶酚胺引起心血管系统改变等。

（2）体外细胞信号异常

①生物损伤性刺激：如各种病原体及其相关物如病原微生物的菌体蛋白、脂多糖、核酸等均可作为配体干扰细胞的信号转导过程。

②理化损伤性刺激：环境中很多化学物质可引起细胞信号异常而导致信号转导异常如化学致癌物、多种物理刺激（心肌牵拉、血管内流通切应力等）可以引起细胞信号异常，导致心血管疾病。

2. 受体异常

受体的异常可由编码受体的基因突变、免疫学因素和继发性改变所致。

（1）遗传学受体病　由于编码受体的基因缺失、突变使受体缺失、减少或结构异常而引起的遗传性疾病，称为遗传性受体病。

①受体数量改变：引发的疾病受体合成数量减少、组装或定位障碍，使受体生成减少或受体降解增加，最终导致受体数量减少或缺失，出现受体功能丧失导致靶细胞对相应配体不敏感。这类疾病的特点是：患者体内的相应激素水平并无明显降低，但由于细胞受体缺失，使患者表现出该激素减少的症状和体征。如家族性高胆固醇血症、雄激素抵抗征或雄激素不敏感综合征等。

②受体结构异常：引发的疾病基因突变导致受体结构改变，引起其功能降低或缺失，如受体与配体结合障碍、受体酶活性降低及受体－G蛋白偶联障碍、受体与DNA结合障碍、受体的调节异常等。

（2）自身免疫性受体病　是机体通过免疫应答反应产生了针对自身受体的抗体所引起的疾病。如自身免疫性甲状腺病的Graves病和桥本病。

阻断型抗受体抗体可阻断受体与配体的结合，从而阻断受体的信号转导通路和效应，导致靶细胞功能低下。刺激型抗受体抗体可模拟信号分子或配体的作用，激活特定的信号转导通路，使靶细胞功能亢进。

（3）继发性受体异常　机体在缺血、缺氧、炎症、创伤等内环境紊乱时可出现神经内分泌的改变，使神经递质、激素、细胞因子、炎症介质等释放异常（持续增多或减少），导致特定受体的数量、亲和力及受体后信号转导系统发生改变，引起细胞对特定信号的反应性增强或减弱。如心血管系统内肾上腺素受体及其细胞内信号转导。

3. 受体后信号转导成分异常

受体后信号转导通路异常：基因突变所致的信号转导蛋白失活或异常激活引起见于遗传病和肿瘤，如非胰岛素依赖型糖尿病其发生与胰岛素受体异常，与受体后信号转导成分如 PI－3K 和胰岛素受体底物的基因突变密切相关。基因突变使 PI－3K、IRS－1 和 1RS－2 的表达不同程度地下调，导致胰岛素受体后信号转导障碍而引发糖尿病。

配体异常或病理性刺激：如霍乱。

三、细胞信号转导与疾病

细胞信号转导障碍、增强均会导致细胞功能代谢的紊乱而引起疾病或促进疾病的发生发展。

1. 单个信号或信号转导成分

家族性肾性尿崩症、家族性高胆固醇血症、自身免疫性甲状腺病、重症肌无力、雄激素不敏感综合征、Larcm 型侏儒症、巨人症、霍乱等。

2. 同时或先后累及多个环节甚至多条信号转导途径

如肿瘤、炎症、2 型糖尿病、高血压、心肌肥大等。

3. 家族性肾性尿崩症

系遗传性肾集合小管上皮细胞膜上的Ⅱ型血管升压素受体数目减少或功能缺陷，使其对抗利尿激素的反应性降低，导致对水的重吸收减弱而引起的尿崩症。

4. 肢端肥大症和巨人症

生长激素的过度分泌，通过激活相应信号系统，刺激骨骼过度生长，引起成人肢端肥大症或儿童的巨人症。

5. 肿瘤

（1）促进细胞增殖的信号转导过强

①表达生长因子样物质。

②表达生长因子受体类蛋白。

③表达蛋白激酶类物质。

④表达信号转导分子类蛋白。

⑤表达核内蛋白类物质。

（2）抑制细胞增殖的信号转导过弱　细胞癌变过程可能是生长抑制因子受体的减少、丧失以及受体后的信号转导通路异常，使细胞的生长负调控机制减弱或丧失。

四、细胞信号转导调控与疾病防治的病理生理基础

目前，临床上已试用“信号转导疗法”治疗细胞信号转导异常引起的某些疾病。

（黄溦滟）

第十章 细胞增殖和凋亡异常与疾病

重点	细胞周期、细胞凋亡的概念；细胞周期的调控和细胞凋亡的发生机制；细胞周期调控异常与疾病、细胞凋亡与常见疾病的关系
难点	细胞周期的调控和细胞凋亡的信号转导及其凋亡相关基因
考点	细胞周期、细胞凋亡的概念；细胞周期的调控和细胞凋亡的发生机制；细胞周期调控异常与疾病、细胞凋亡与常见疾病的关系

速览导引图

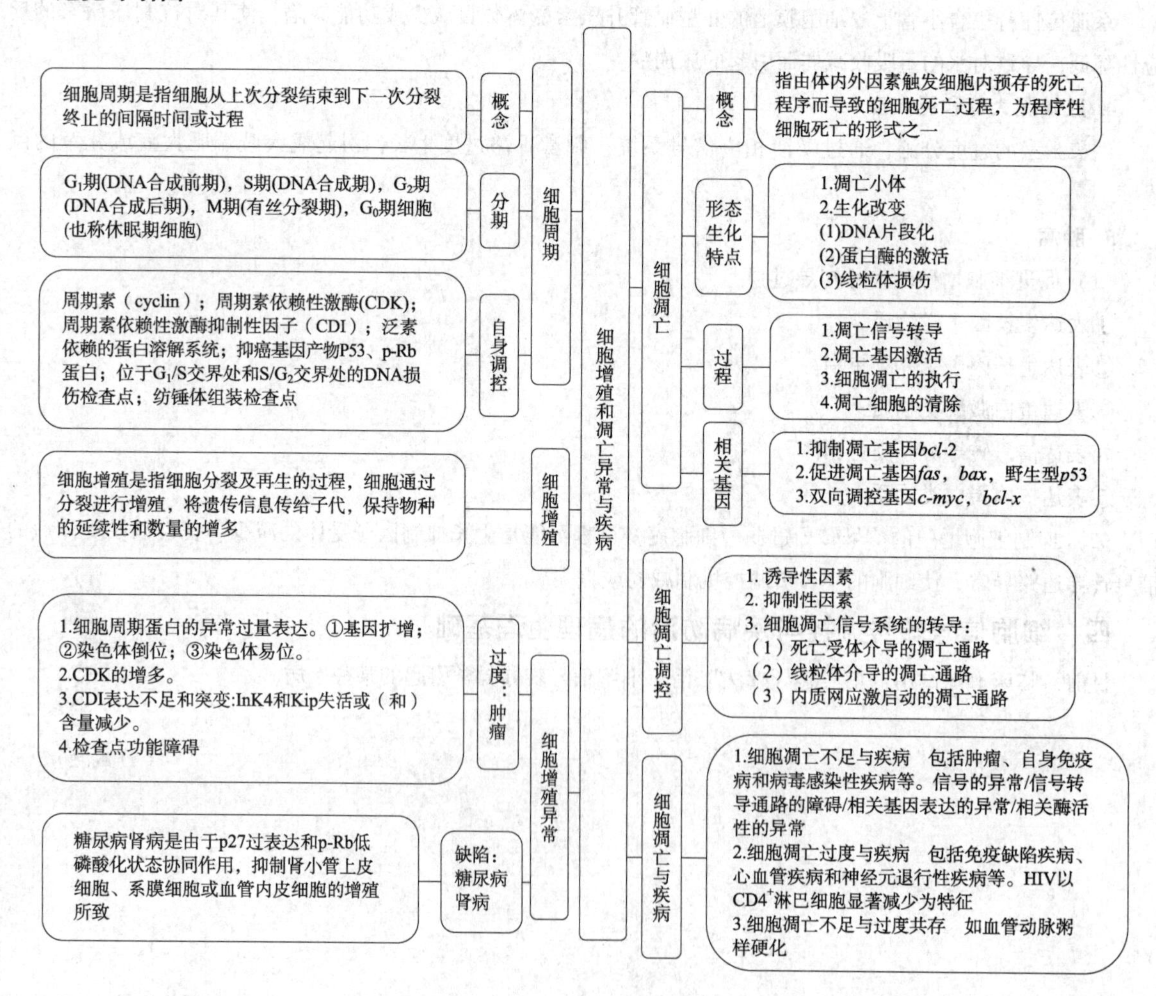

一、细胞增殖异常与疾病

细胞增殖是指细胞分裂及再生的过程，细胞通过分裂进行增殖，将遗传信息传给子代，保持物种的延续性和数量的增多。细胞增殖是通过细胞周期实现的。细胞周期是多阶段和多因素参与的有序调节过程，增殖异常可导致和促进疾病。

1. 细胞周期与调控

（1）细胞周期的概念、分期和特点

①细胞周期：是指细胞从上次分裂结束到下一次分裂终止的间隔时间或过程。分为 G_1 期（DNA 合成前期），S 期（DNA 合成期），G_2 期（DNA 合成后期），M 期（有丝分裂期）。周期性细胞也称连续分裂细胞，这些细胞按 G_1—S—G_2—M 四个阶段循环，连续运转。周期性细胞始终处于增殖和死亡的动态平衡中，不断地增殖以补充衰老脱落或死亡的细胞，称为稳态更新。

②G_0 期细胞：也称休眠细胞，可暂时脱离细胞周期，不进行增殖，需要适当刺激方可重新进入细胞周期。

③条件性更新：G0 期细胞在遭遇损伤或应激等刺激后可返回细胞周期，进行细胞增殖。如肝和肾细胞等。

④终端分化细胞：有些细胞如神经细胞、心肌细胞等永远脱离细胞周期丧失分裂能力。

⑤细胞周期的特点

a. 单向性：即细胞增殖过程只能沿 G1—S—G2—M 方向前进而不能逆行。

b. 阶段性：受不利因素影响细胞可在某时相发生停滞，待生长条件适合后又可重新活跃进入下一时相。

c. 检查点：各时相交叉处存在着相应的检查点。

d. 细胞微环境影响：与细胞外信号和条件等密切相关。

（2）细胞周期的调控

①细胞周期自身调控

a. 由调节亚基周期素（cyclin）和催化亚基周期素依赖性激酶（CDK）的结合形成复合物，激活相应 CDK 和加强 CDK 对特定底物的作用，驱动周期前行。

b. 通过细胞的 cyclin 随细胞周期不同时相进行合成、累积和降解。

c. 通过 CDK 有序地磷酸化和去磷酸化来调节。

d. 也可由 CDK 抑制因子时相性变化等来实现。

②相关物质

a. 周期素（cyclin）：作为调节亚基，激活相应的 CDK 和加强 CDK 对底物的作用。

b. 周期素依赖性激酶（CDK）：活化后促进。

c. 周期素依赖性激酶抑制性因子（CDI）：抑制，包括 InK4（P15，P16，P18，P19）和 Kip 家族（P21，P27，P57）。

d. 泛素依赖的蛋白溶解系统：促进（水解抑制因子）。

e. 抑癌基因产物 P53、p－Rb 蛋白：P53（抑制）、p－Rb（低磷酸化抑制）。

周期素	相关 CDKs	细胞周期效应	相关蛋白质	底物
A	CDK1，CDK2	$S+G_2\sim M$	P1＋E2F，P21，PCNA	Rh
B（B1，B2）	CDKl（cdc2）	$G_2\sim M$	P21，PCNA	Rb
D（D1～3）	CDK4，2，5，6	G_1	Rb，P21，P27，P15－16，PCNA	Rh
E	CDK2	$G_1+G_1\sim S$	P107＋E2F，P21，PCNA	Rb
H	CDK7	G_1，S，G_2，M	—	CDK1，4，6

③细胞周期检查点

a. 位于 G1/S 交界处的 DNA 损伤检查点，启动 DNA 修复，以保证 DNA 的质；P53，P21，Rb，p－Rb，E2F。

b. 位于 S/G2 交界处的 DNA 复制检查点，当 DNA 复制量不足时细胞将阻滞在 S 期，以保证 DNA 的量；CDC25。

c. 纺锤体组装检查点。

（2）细胞外信号对细胞周期的调控

细胞外信号分为增殖信号和抑制信号。

增殖信号包括生长因子、丝裂原、分化诱导剂等，如表皮生长因子 EGF。

抑制信号如转化生长因子 p，TGF－β。

2. 细胞周期调控异常与疾病

（1）基本概念

①细胞周期调控异常的结果：细胞增殖过度或缺陷。

②表现

a. 细胞周期的驱动力改变。

b. 检查机制障碍。

③增殖过度的疾病

细胞增殖过度可导致疾病，如肿瘤、肝肺肾纤维化、前列腺肥大、原发性血小板增多症、家族性红细胞增多症、银屑病、类风湿关节炎、肾小管间质性病变和动脉粥样硬化等。

④增殖缺陷的疾病

细胞增殖缺陷可导致许多疾病，如糖尿病肾病、再生障碍性贫血和神经退行性疾病等。

（2）细胞周期调控异常与肿瘤

①肿瘤发生：下面以肿瘤为例阐述细胞周期调控异常与癌细胞恶性增殖的关系。

②细胞周期蛋白的异常过量表达：a. 基因扩增；b. 染色体倒位；c. 染色体易位。

如过表达 cyclinD1 使细胞易被转化；cydinD1 与癌基因 *c－myc* 协同作用能诱导转基因小鼠发生 B 淋巴瘤等。

③CDK 的增多：如在小细胞肺癌、鳞癌和不同分化胃癌组织 CDK1 呈过表达，并与胃癌发生中早期分子事件相关。

④CDI 表达不足和突变：InK4 和 Kip 失活或（和）含量减少。

⑤检查点功能障碍：P53 丢失或突变（G_0 期）。

若 P53 缺失可使细胞易于产生药物诱导的基因扩增和细胞分裂，并降低染色体准确度；缺失 p53 时一个细胞周期中可产生多个中心粒，使有丝分裂时染色体分离异常，导致染色体数目和 DNA 倍数改变，最终演变成癌细胞，亦可促进肿瘤侵袭及转移或增加化疗抵抗。

3. 细胞增殖缺陷疾病

糖尿病肾病时抑制肾脏细胞包括肾小管上皮细胞及系膜细胞等增殖的可能机制如下。

（1）在糖尿病实验模型中研究发现肾小球 P27 表达增高。

（2）利用 P27 反义寡核苷酸处理可促进高糖环境中系膜细胞的增殖，高血糖或糖基化产物可促进体内 $TGF-\beta_1$ 及受体表达，$TGF-\beta_1$ 可通过降低 pRb 的磷酸化参与调控细胞增殖。

（3）在糖尿病实验模型中研究发现未见 G_1/S 期 cyclin 及 CDK2、CDK4 的改变。

二、细胞凋亡异常与疾病

1. 细胞凋亡的概念

细胞凋亡是指由体内外因素触发细胞内预存的死亡程序而导致的细胞死亡过程，为程序性细胞死亡的形式之一。

（1）意义

①确保正常生长发育。

②维持内环境稳定。

③发挥积极的防御功能。

（2）细胞凋亡的病理效应——凋亡失调

①凋亡不足：肿瘤，自身免疫病。

②凋亡过度：心肌缺血或再灌注损伤，如阿尔茨海默病、帕金森病、艾滋病。

③凋亡不足与过度并存：动脉粥样硬化。

2. 细胞凋亡的过程与调控

（1）凋亡时细胞的形态和生化变化特点

①凋亡小体：细胞发生凋亡时，因细胞膜皱缩内陷，分割包裹胞浆所形成的泡状小体。

②生化改变

a. DNA 片段化：核酸内切酶在核小体连接区切开，成 180～200bp 或其整倍数的片段。

b. 蛋白酶的激活：半胱天冬肽酶。

c. 线粒体损伤：线粒体膜通透性转换孔（MPTP）的开放。

③坏死与凋亡的区别

	坏死	凋亡
性质	病理性，非特异性	生理性或病理性
诱导因素	强烈刺激，随机发生	弱刺激，非随机发生
生化特点	被动，无新蛋白合成，不耗能	主动，有新蛋白合成，耗能
形态变化	细胞结构全面溶解，破坏，细胞肿胀	膜相对完整，细胞皱缩，核固缩
DNA 电泳	弥散性降解，电泳呈均一 DNA 片状	DNA 片段化（180～200bp），电泳呈“梯”状条带
炎症反应	溶酶体破裂，局部炎症反应	溶酶体相对完整，局部无炎症反应
凋亡小体	无	有
基因调控	无	有

（2）细胞凋亡的基本过程

①凋亡信号转导。

②凋亡基因激活。

③细胞凋亡的执行。

④凋亡细胞的清除。

（3）细胞凋亡的调控

①细胞凋亡相关因素。

a. 诱导性因素：激素和生长因子失衡；理化因素；免疫性因素；微生物学因素。

b. 抑制性因素：细胞因子；激素；其他，如某些二价阳离子等。

②细胞凋亡信号的转导

a. 特点：多样性、偶联性、同一性、多途性。

b. 细胞凋亡信号转导系统

（1）死亡受体介导的凋亡通路：胞外 TNF 超家族的死亡配体如 Fas 配体和 TNF－α 等与胞膜死亡受体如 Fas 或 TNFR 结合，使受体三聚化并活化，通过 Fas 分子的死亡结构域募集衔接蛋白如 TRADD 和 FADD。衔接蛋白可通过死亡效应域与 pro－caspase－8 形成死亡诱导信号复合物，即由 FasL－Fas－FADD－pro－caspase－8 串联构成的复合物。在复合体内高浓度的 pro－caspase－8 可发生自我剪接并活化，然后释放到胞质并启动 caspase 级联反应，导致细胞凋亡。

（2）线粒体介导的凋亡通路，即死亡受体非依赖的凋亡通路：凋亡诱导信号如射线、化疗药和氧化应激及钙稳态失衡等可作用于线粒体通透性转换孔，使线粒体跨膜电位明显下降，线粒体膜通透性增高，促使线粒体释放凋亡启动因子（Cyto－C、AIF、Apaf－1），进而诱导细胞凋亡。

（3）内质网应激启动的凋亡通路：适度的氧化应激或钙失衡可通过激活未折叠蛋白反应，以保护由内质网应激所引起的损伤，促进细胞增殖；如果影响因子较强或作用时间过长，则引起细胞凋亡。

（4）细胞凋亡相关基因

①分类

抑制凋亡基因 *bcl*－2。

促进凋亡基因 *fas*，*bax*，野生型 *p*53。

双向调控基因 *c*－*myc*，*bcl*－*x*。

②bcl－2 家族

抑制凋亡的 *bcl*－2 的亚族：*bcl*－2，*bcl*－*xl*，*bcl*－*w* 等。

促进凋亡的 *bax* 的亚族：*bax*，*bak*，*bad*，*bik*，*bcl*－*xs* 等。

bcl－2 抗凋亡作用及可能机制：

a. 抗氧化作用。

b. 抑制线粒体释放促凋亡的蛋白质。

c. 抑制促凋亡调节蛋白 Bax，Bak 的细胞毒作用。

d. 抑制 caspases 的激活。

e. 维持细胞钙稳态（高浓度可抑制正在发生凋亡的细胞内质网中 Ca^{2+} 的释放）。

③ 4*c*－*myc* 基因

a. 概念　是与细胞生长调节有关的原癌基因。

b. 作用　对细胞凋亡和增殖具有双向调节作用，增生或凋亡，取决于细胞接受的外来信号。

c. 倾向 *c*－*myc* 基因表达失调有利于凋亡形成。

d. 机制 *c*－*myc* 基因与 Max 蛋白形成二聚体，作为转录调节因子。激活介导细胞增殖的基因，或激活那些诱导凋亡的基因。

e. 活化的 *bcl*－2 基因与 *c*－*myc* 基因有协同作用，抑制淋巴组织的细胞凋亡。

④*p*53

a. 概念：一种抑癌基因，*p*53 蛋白是一个转录调节因子。

b. 分类：野生型 p53 基因，诱导凋亡；突变型 p53 基因，抑制凋亡。

c. 野生型 *p*53

“分子警察”：当细胞 DNA 受损后，表达增强，使细胞停滞于 G_1 期，在复制前修复损伤的 DNA。

诱发细胞凋亡：细胞 DNA 损伤严重时，表达增强，持续增高诱发细胞凋亡。

d. 突变型 *p*53：*p*53 突变，“分子警察”的监视作用消失，发生肿瘤，抑制凋亡作用方式与由 *c*－*myc* 介导的 *bcl*－2 抑制凋亡作用方式相似，*bcl*－2 可抑制野生型 *p*53 的促凋亡作用。

三、细胞凋亡与疾病

1. 细胞凋亡不足与疾病

包括肿瘤、自身免疫病和病毒感染性疾病等。

（1）调控凋亡相关信号的异常如促凋亡（TNF 和 Fas）和抑凋亡信号的异常。

（2）诱导凋亡相关信号转导通路的障碍如死亡受体或线粒体介导的信号通路异常。

（3）实施凋亡相关基因表达的异常如抑凋亡基因和促凋亡基因的异常。

（4）执行凋亡相关酶活性的异常如 caspase 和核酸内切酶等活性异常。

2. 细胞凋亡过度与疾病

包括免疫缺陷疾病、心血管疾病和神经元退行性疾病等。

获得性免疫缺陷综合征（acquired immunodeficiency syndrome，AIDS）是指由人类免疫缺陷病毒（HIV）感染和选择性过度破坏 CD_4^+ 淋巴细胞，导致以 CD_4^+ 淋巴细胞显著减少为特征的继发免疫功能缺陷的传染性疾病。

HIV 感染诱导淋巴细胞凋亡过度的机制包括：

（1）HIV 感染通过提高 CD_4^+ 淋巴细胞 gp120 触发 HIV 感染的 CD_4^+ 淋巴细胞凋亡。

（2）HIV 感染通过上调 CD_4^+ 淋巴细胞 Fas 基因表达介导 HIV 感染的 CD_4^+ 淋巴细胞凋亡。

（3）HIV 感染通过增加 CD_4^+ 淋巴细胞细胞因子分泌直接或间接触发 HIV 感染的 CD_4^+ 淋巴细胞凋亡。

（4）HIV 感染通过增加 CD_4^+ 淋巴细胞产生 Tat 蛋白促 HIV 感染的 CD_4^+ 淋巴细胞凋亡。

（5）HIV 感染通过激活 T 细胞促 HIV 感染的 CD_4^+ 淋巴细胞反常凋亡。

（6）受 HIV 感染的大部分 CD_4^+ 淋巴细胞通过形成合胞体促进 CD_4^+ 淋巴细胞凋亡及解体。

（7）受感染的 CD_4^+ 淋巴细胞诱导未受感染的 CD_4^+ 淋巴细胞凋亡。

3. 细胞凋亡不足与过度共存

如血管动脉粥样硬化。

4. 细胞凋亡在疾病防治中的意义

（1）合理利用凋亡相关因素。

（2）干预凋亡信号转导。

（3）调节凋亡相关基因。

（4）控制凋亡相关的酶学机制。

（5）防止线粒体跨膜电位的下降。

（李春凌）

第十一章　缺血－再灌注损伤

重点	缺血－再灌注损伤的概念；再灌注导致自由基增多、钙超载及白细胞增多的机制；自由基增多、钙超载及白细胞增多引起再灌注损伤的机制
难点	自由基和活性氧的概念；再灌注导致自由基增多的发生机制
考点	缺血－再灌注损伤的概念；再灌注导致自由基增多、钙超载及白细胞增多的机制；自由基增多、钙超载引起再灌注损伤的机制；心肌缺血－再灌注损伤的变化；再灌注损伤的发生条件和防治的病理生理学基础

速览引导图

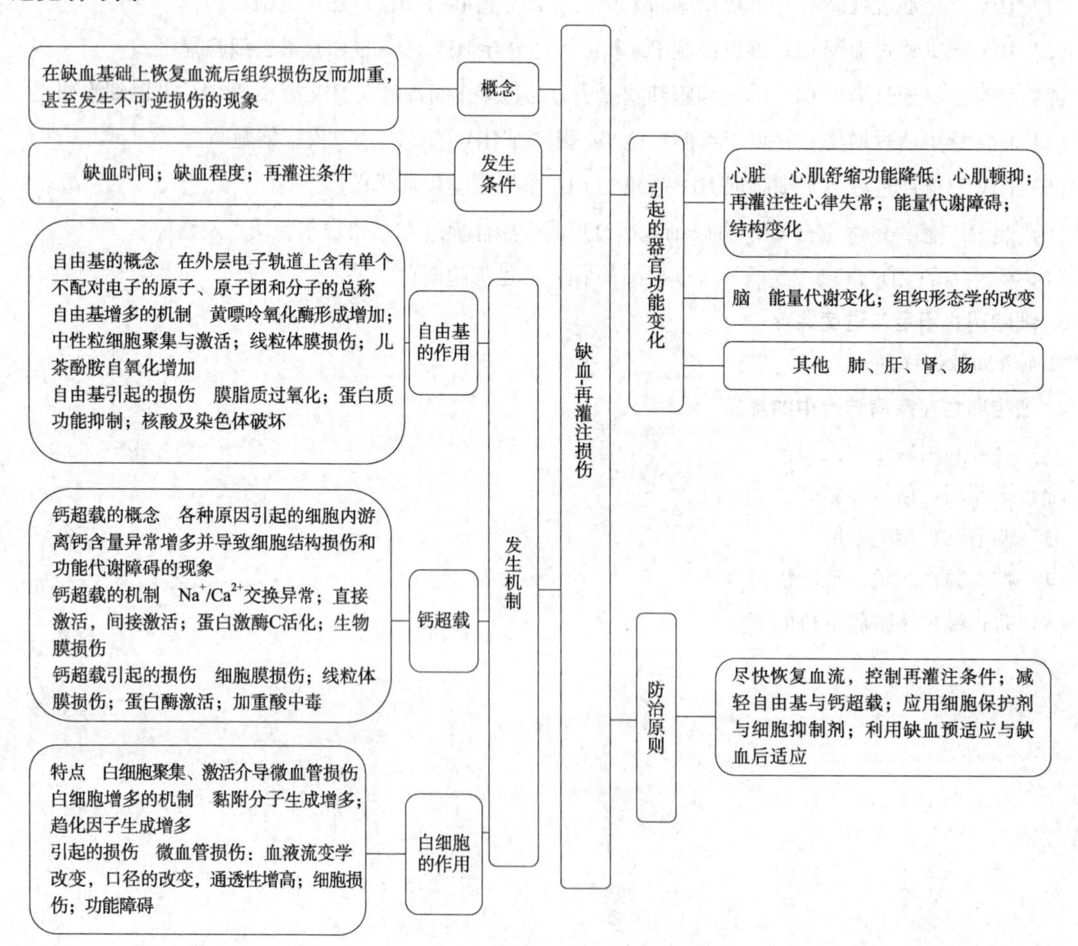

一、定义

在缺血基础上恢复血流后组织损伤反而加重，甚至发生不可逆损伤的现象称为缺血－再灌注损伤（ischemia－reperfusion injury，IRI），简称再灌注损伤（reperfusion injury）。

缺血前反复、多次的短期缺血使机体组织器官对随后更长时间的缺血再灌注损伤产生明显保护作用，称为缺血预适应。缺血后多次短暂阻塞血管对细胞产生保护效应称为缺血后适应。

二、原因及条件

凡是在组织器官缺血基础上的血液再灌注都可能成为缺血－再灌注损伤的原因。许多因素可以影响其发生发展的严重程度。

（一）常见原因

（1）组织器官缺血后恢复血液供应。

（2）某些新技术的应用。

（3）体外循环下的心脏手术和心、脑、肺复苏等。

（二）条件

1. 缺血时间

再灌注损伤是否发生与缺血时间有依赖关系，缺血时间过短或过长，都不易发生再灌注损伤；不同器官和不同动物发生再灌注损伤所需的缺血时间不同。

2. 缺血程度

侧支循环易形成者，可因缩短缺血时间不易发生再灌注损伤；需氧程度高者易发生再灌注损伤（如心、脑）。

3. 再灌注条件

用低温、低压、低 pH、低钠、低钙灌流液灌注，适当增加钾、镁，可减轻再灌注损伤。

三、再灌注损伤的发生机制

（一）自由基的作用

1. 定义和分类

自由基指在外层电子轨道上含有单个不配对电子的原子、原子团和分子的总称。由氧诱发的自由基称为氧自由基，主要有超氧阴离子（O_2^-）和羟自由基（OH·）。

活性氧：指单线态氧（$^1O_2$）和过氧化氢（H_2O_2），不属于氧自由基，但氧化作用很强。

一氧化氮：是一种气体自由基，与 O_2^- 反应生成过氧化亚硝基阴离子，在偏酸环境下自发分解为 NO_2· 和 OH·而产生自由基损伤效应。

2. 自由基的代谢

在生理状态下，有 1%～2% 的氧获得 1 个电子还原生成 O_2^-，获得 2 个电子时还原生成 H_2O_2，获得 3 个电子时还原生成 OH·，称为氧单电子还原过程。

在金属离子，如 Fe^{3+} 或 Cu^{2+} 的催化下，O_2^- 和 H_2O_2 反应生成 OH·的反应大大加速。这种由金属离子催化的反应称为 Fenton 反应。

3. 再灌注时自由基增多的机制

（1）黄嘌呤氧化酶形成增加　正常情况下：黄嘌呤氧化酶（XO，占 10%）、黄嘌呤脱氢酶（XD，占 90%）存在于毛细血管内皮细胞内→组织缺血缺氧：Ca^{2+} 依赖性蛋白酶促使 XD 转变为 XO；ATP 分解，次黄嘌呤大量堆积→再灌注时：大量分子氧进入缺血组织，XO 催化次黄嘌呤转变为黄嘌呤，进而转变为尿酸的两步反应中，同时分子氧接受电子产生 O_2^- 和 H_2O_2，H_2O_2 在金属离子参与下形成 OH·，组织中活性氧大量增加。

（2）中性粒细胞聚集与激活　中性粒细胞在进行吞噬活动时，氧耗明显增加，所摄取的氧经细胞内 NADH 氧化酶和 NADPH 氧化酶的催化，接受电子形成自由基，称为呼吸暴发。再灌注时，中性粒细胞在缺血组织聚集与激活，组织重新获得氧供应，耗氧量明显增加，经呼吸暴发产生大量氧自由基。

（3）线粒体膜损伤　再灌注时，细胞内 ATP 生成减少或钙进入线粒体增多→线粒体氧化磷酸化功能障碍，细胞色素氧化酶系统功能失调，电子传递链受损→进入细胞内的氧经单电子还原形成的活性氧增多。

（4）儿茶酚胺自氧化　缺氧→交感-肾上腺髓质系统兴奋→儿茶酚胺↑→儿茶酚胺氧化，比如肾上腺素代谢产生肾上腺素的过程中生成 O_2^-。

4. 自由基的损伤作用

（1）膜脂质过氧化　是自由基损伤细胞的早期表现，表现如下。

①破坏膜的正常结构：破坏细胞膜→流动性↓，通透性↑→细胞外钙内流。

②促进自由基及其他活性物质的生成：膜脂质过氧化→激活磷脂酶 C 和 D→磷脂分解→花生四烯酸代谢→生成前列腺素、血栓素和白三烯等活性物质。

③改变血管的正常功能：可促进白细胞黏附，影响血管舒缩反应，促进组织因子生成和释放。

④减少 ATP 生成：线粒体膜脂质过氧化→氧化磷酸化受抑，ATP 生成↓。

（2）蛋白质抑制　包括直接和间接抑制。

①直接抑制：导致巯基氧化形成二硫键；氨基酸残基氧化，胞质及膜蛋白交联形成二聚体。

②间接抑制：膜脂质过氧化可间接抑制钙泵、钠泵及 Na^+/Ca^{2+} 交换蛋白功能，还可抑制膜受体、G 蛋白与效应器的偶联。

（3）核酸及染色体破坏　80% 为 OH·所致，主要表现为染色体畸变、核酸碱基改变和 DNA 断裂。

（二）钙超载

各种原因引起的细胞内钙含量异常增多并导致细胞结构损伤和功能代谢障碍的现象，称为钙超载。

1. 细胞内钙超载的产生机制

（1）Na^+/Ca^{2+} 交换异常　生理条件下，Na^+/Ca^{2+} 交换蛋白以正向转运的方式，将细胞内 Ca^{2+} 转运至细胞外，同时 Na^+ 进入细胞内。再灌注时，Na^+/Ca^{2+} 交换蛋白的反向转运（即将细胞内 Na^+ 排出，细胞外 Ca^{2+} 进入细胞）是导致钙超载的主要机制。

①细胞内高 Na^+ 对 Na^+/Ca^{2+} 交换蛋白的直接激活：缺血时，细胞内 ATP↓→钠泵活性↓→细胞内 Na^+↑；再灌注时，缺血细胞获得氧及营养物质，细胞内 Na^+↑→钠泵激活和 Na^+/Ca^{2+} 交换蛋白激活→Na^+/Ca^{2+} 交换蛋白反向转运→Na^+ 向细胞外转运，Ca^{2+} 运入胞浆。

②细胞内高 H^+ 对 Na^+/Ca^{2+} 交换蛋白的间接激活：缺血时，无氧代谢↑→组织间隙和细胞内 H^+↑；再灌注时，血流使组织间隙 H^+↓，而细胞内 H^+ 浓度仍然很高→细胞内外形成 pH 差→激活 Na^+/H^+ 交换蛋白→细胞内 Na^+↑→激活 Na^+/Ca^{2+} 交换蛋白反向转运→Na^+ 向细胞外转运，Ca^{2+} 运入胞浆。

（2）蛋白激酶 C 活化　缺血-再灌注时，内源性儿茶酚胺释放↑→α_1 肾上腺素能受体激活 G 蛋白-磷脂酶 C 介导的细胞信号通路→促进磷脂酰肌醇分解，生成 IP_3 和 DG→IP_3 促进肌浆网 Ca^{2+} 释放；DG 促进 Na^+/H^+ 交换，进而增加 Na^+/Ca^{2+} 交换，使胞浆 Ca^{2+} 浓度升高。

内源性儿茶酚胺释放↑→β 受体可通过增加细胞膜上 L 型钙通道的开放促进 Ca^{2+} 内流。

(3) 生物膜损伤

①细胞膜损伤。

缺血→细胞膜结构破坏
自由基→膜脂质过氧化
钙超载本身→膜磷脂降解 } →糖被膜受损→细胞膜通透性增加，细胞外钙内流。

②线粒体膜损伤。

③溶酶体膜损伤。

④肌浆网膜损伤→Ca^{2+}摄取减少。

2. 钙超载导致再灌注损伤的机制

(1) 细胞膜损伤　与钙超载互为因果。

钙超载→激活磷脂酶→膜磷脂降解→细胞膜通透性增加→加重钙超载。

(2) 线粒体膜损伤　细胞内增多的Ca^{2+}被线粒体摄取，消耗ATP，同时与含磷酸根的化合物结合，形成不溶性磷酸钙→干扰氧化磷酸化。

(3) 蛋白酶激活　激活钙依赖性蛋白酶黄嘌呤氧化酶，使自由基生成增多；促进细胞膜和结构蛋白的分解；激活核酶，引起染色体的损伤。

(4) 加重酸中毒　激活某些ATP酶，导致细胞高能磷酸盐水解，释放大量H^+，加重细胞内酸中毒。

(三) 白细胞的作用特点

局部炎症反应；无复流现象。

1. 再灌注时白细胞聚集和激活的机制

(1) 黏附分子生成增多　黏附分子：指由细胞合成的，可促进细胞与细胞之间、细胞与细胞外基质之间黏附的一类大分子物质的总称。

缺血和再灌注时，中性粒细胞和血管内皮细胞黏附分子表达增强，引起中性粒细胞在血管内皮上的黏附和聚集。

(2) 趋化因子生成增多　缺血和再灌注时，组织损伤→细胞膜磷脂降解，花生四烯酸代谢产物增加→吸引大量白细胞进入组织。

2. 白细胞介导的再灌注损伤

(1) 微血管损伤

①微血管血液流变学改变：白细胞体积大、变形能力弱；在黏附分子参与下，易黏附在血管内皮细胞上；内皮损伤，微血栓形成等→无复流现象。

②微血管口径的改变：缩血管物质增多；扩血管物质减少；微血栓形成→血管管腔狭窄，血液灌流减少。

③微血管通透性增高：炎症介质的释放→微血管通透性增高→组织水肿，血液浓缩。

(2) 细胞损伤　激活的中性粒细胞可释放大量的致炎物质，如自由基、蛋白酶、溶酶体酶等，造成周围组织细胞损伤。中性粒细胞表面的黏附分子暴露，可促使中性粒细胞穿过血管壁趋化游走，向组织的浸润进一步加重。

四、器官功能、代谢变化

(一) 心肌

1. 心肌舒缩功能降低

出现心肌顿抑（缺血心肌在恢复血液灌流后一段时间内出现可逆性心肌舒缩功能降低的现象）；自由基增多和钙超载是心肌顿抑的主要发生机制。

2. 再灌注性心律失常

缺血心肌再灌注过程中出现的心律失常，称为再灌注性心律失常。

特点：①缺血心肌数量多、缺血程度重、再灌注速度快和再灌区功能上可恢复的心肌细胞越多，发生率就高；②以室性心律失常居多，如室性心动过速和心室纤颤等。

发生机制：心肌细胞之间动作电位时程的不均一性；自由基增多；钙超载；纤颤阈降低。

3. 心肌能量代谢障碍

如缺血时间较长，再灌注后心肌高能磷酸化合物含量并不能立即恢复，反而可能进一步降低。

4. 心肌结构变化

基底膜部分缺失，质膜破坏，损伤迅速扩展到整个细胞使肌原纤维结构破坏（出现严重收缩带、肌丝断裂、溶解），线粒体损伤（极度肿胀、嵴断裂、溶解，空泡形成、基质内致密物增多）等。

（二）脑

1. 能量代谢改变

再灌注后脑内 cAMP 进一步增加，cGMP 进一步下降。

2. 形态学改变

脑水肿和脑细胞坏死。

3. 发生机制

兴奋性氨基酸毒作用；自由基增多；钙超载。

（三）其他器官

1. 肺

肺微血管通透性增加。

2. 肝

丙氨酸氨基转移酶，天门冬氨酸氨基转移酶及乳酸脱氢酶活性增高。

3. 肾

血清肌酐浓度增高。

4. 肠

黏膜损伤和屏障功能障碍。

五、防治的病理生理基础

（一）尽快恢复血流，控制再灌注条件

尽快恢复血流，减轻缺血性损伤；采用低压、低流、低温、低 pH、低钠、低钙及高钾、高镁灌注液可减轻再灌注损伤。

（二）减轻自由基与钙超载

SOD、CAT、GSH－PX、铜蓝蛋白、二甲基亚砜等消除自由基；使用钙通道阻滞剂比如 Na^+/Ca^{2+} 和 Na^+/H^+ 交换蛋白抑制剂减轻钙超载。

（三）应用细胞保护剂与细胞抑制剂

牛磺酸、金属硫蛋白等。

（四）利用缺血预适应与缺血后适应

调动机体内源性保护机制。

（陆　丽）

第十二章　休　克

重点	休克概念、原因、分类；休克发病微循环机制；MODS 概念及主要发生机制
难点	休克代偿期微循环变化的代偿意义；休克失代偿期微循环变化对机体的影响；MODS 的发生机制
考点	休克的概念、分类、发生机制；休克时器官功能障碍；MODS 概念及主要发生机制；休克的防治原则

速览引导图

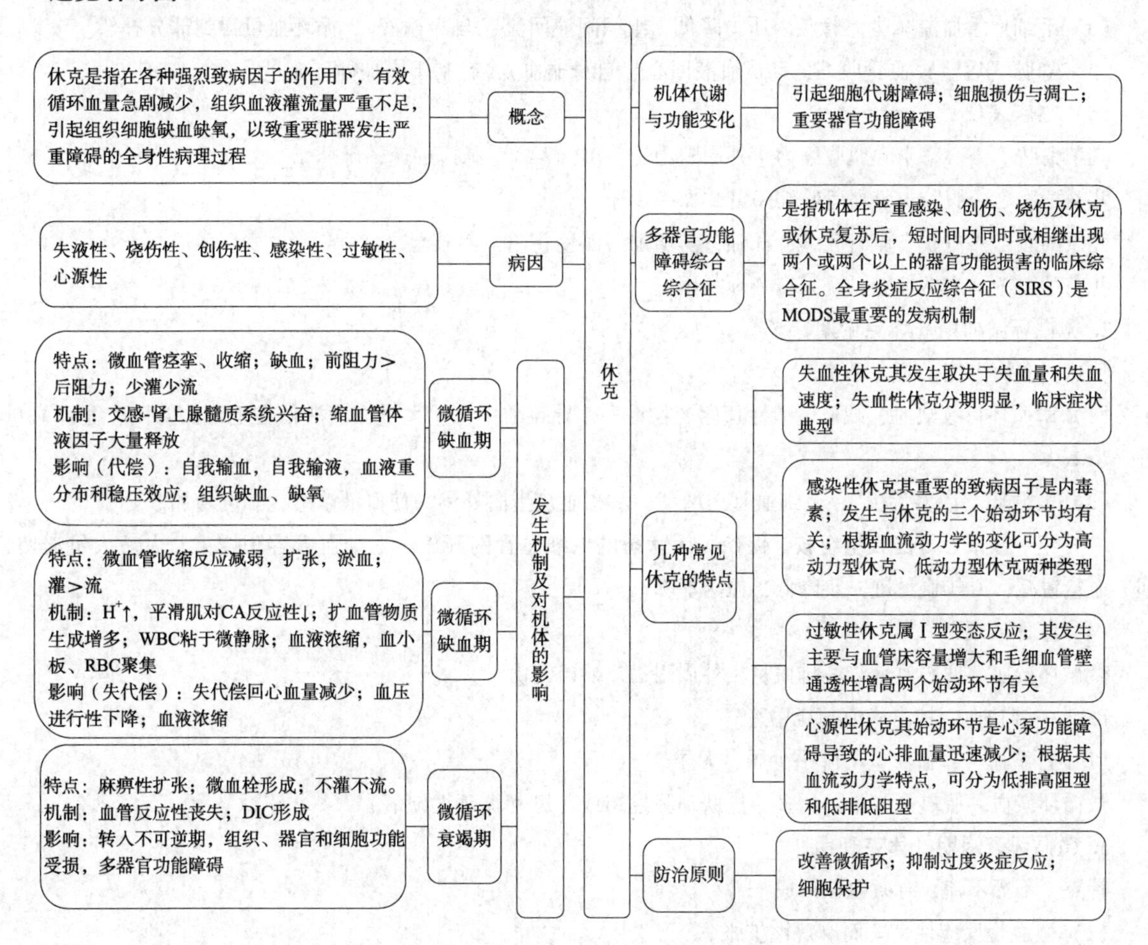

一、定义

休克是指在各种强烈致病因子的作用下，有效循环血量急剧减少，组织血液灌流量严重不足，引起组织细胞缺血缺氧，以致重要脏器发生严重障碍的全身性病理过程。

二、分类

（1）按休克原因分类　失液性、烧伤性、创伤性、感染性、过敏性、心源性、神经源性。

（2）按休克发生的始动环节分类

①低血容量性休克：见于失血、失液、烧伤等情况。血量减少→静脉回流不足→心排血量下降→血压下降→减压反射（－）→交感神经（＋）→外周血管收缩→组织灌流量减少。

②血管源性休克：见于过敏性休克、高动力型感染性休克过敏性休克时，组胺、激肽、补体、慢反应物质→血管舒张，微循环淤血，毛细血管通透性增加。

③心源性休克：由急性心力衰竭或严重心律失常引起心排血量降低→血压下降→减压反射（－）→交感神经（＋）→外周血管收缩组织灌流量减少。

三、休克的分期与发病机制

1. 微循环缺血期（休克早期）

特点：少灌少流，灌少于流。

（1）各种致休克病因引发循环血流锐减，交感－肾上腺髓质系统兴奋，儿茶酚胺大量释放。

（2）选择性血管收缩，血液重新分配，保证脑、心等重要生命器官的血液供应。

（3）毛细血管血流减少，管腔内压力降低，组织间液回流（自身输液），循环血量得到部分补偿。

（4）静脉（容量）血管收缩，动员血液回心（自身输血），有利于增加循环血量。

（5）临床表现

儿茶酚胺↑→心率↑心肌收缩力↑外周阻力↑→BP（－）、脉搏细速、脉压↓

儿茶酚胺↑→腹腔内脏血管收缩→肾缺血→少尿

儿茶酚胺↑→皮肤小血管收缩、汗腺分泌增加→面色苍白，四肢湿冷

儿茶酚胺↑→中枢神经系统兴奋→烦躁不安

2. 微循环淤血期（休克中期）

特点：灌而少流，灌大于流。

（1）微循环持续缺血、缺氧，酸性代谢产物增多，导致酸中毒，大量血液滞留在毛细血管网，循环血量进一步减少。

（2）微循环“灌多流少”，毛细血管压增高，水和血浆蛋白外渗，使血液浓缩，黏度增加。

（3）组织缺氧，分泌大量组胺，促使关闭状态的毛细血管网开放，毛细血管容积增大，血液大量滞留，回心血量锐减，心排血量进一步降低，血压下降。

（4）临床表现

微循环淤血→回心血量↓心排血量↓外周阻力↓→BP↓。

BP↓→脑缺血→神志淡漠甚至昏迷。

BP↓肾淤血→肾血流量下降→少尿、无尿。

微循环淤血→脱氧血红蛋白增多→皮肤黏膜发绀或花斑（循环性缺氧）。

3. 微循环衰竭期（休克晚期）

特点：不灌不流，有微血栓形成。

（1）微血管反应性丧失而麻痹性扩张。

（2）DIC形成 ①血液流变学改变：血液浓缩，血细胞聚集，血液呈高凝状态；②凝血系统激活；③TXA_2－PGI_2平衡失调。

（3）DIC与休克互为因果、相互影响，形成恶性循环。

（4）DIC消耗凝血因子，激活纤溶系统，出血倾向明显，休克发展到出现DIC，表示进入微循环衰竭期，病情严重。

（5）微循环血流停止，细胞缺氧加重，溶酶体膜破裂，释放出多种酸性水解酶，消化组织蛋白并可催化激肽形成，导致细胞和器官损害。

四、机体代谢与功能变化

1. 细胞代谢障碍

（1）供氧不足，糖酵解加强。

（2）能量不足，细胞膜钠泵运转失灵，细胞水肿。

（3）乳酸堆积，造成局部酸中毒；灌流障碍，CO_2清除不及时，加重酸中毒。

2. 细胞损伤

（1）细胞膜损伤、膜离子泵功能障碍，Na^+、Ca^{2+}内流，导致细胞内水肿、膜电位下降。

（2）线粒体肿胀、结构破坏，呼吸链抑制，影响ATP合成。

（3）溶酶体肿胀、破坏释出组织蛋白酶，引起细胞自溶，激活激肽系统、纤溶系统及炎症介质释放，加重细胞损伤。

（4）细胞死亡 凋亡或坏死。

3. 电解质与酸碱平衡紊乱

（1）代谢性酸中毒 休克时微循环障碍及组织缺氧→糖的无氧酵解增强→乳酸↑。

（2）呼吸性碱中毒或呼吸性酸中毒

休克早期，创伤、出血、感染等刺激呼吸加深加快→通气量↑→$PaCO_2$↓→呼吸性碱中毒。

休克晚期，休克肺发生→通气/换气功能障碍→呼吸性酸中毒。

（3）高钾血症 缺血缺氧→ATP↓→钠泵障碍→高钾血症。

4. 器官功能障碍

（1）急性呼吸功能衰竭（休克肺）

发生机制主要包括：肺泡－毛细血管上皮通透性增高；肺泡表面活性物质减少和肺内DIC。

临床表现：进行性低氧血症和呼吸困难，称为休克肺，属于ARDS。

（2）急性肾衰竭（休克肾）

发生机制：休克早期，为功能性肾衰，与肾灌流不足、各种缩血管物质增多至肾血管收缩有关，因未发生肾小管坏死，恢复肾血流，肾功能易于逆转；休克晚期，器质性肾衰，由于长时间肾缺血和毒素作用致肾小管坏死，即使恢复肾灌流，肾功能也不能立即逆转，肾小管上皮修复再生后肾功能才能恢复。

临床表现：少尿或无尿、氮质血症、高钾血症和代谢性酸中毒。

（3）心功能障碍（急性心力衰竭）

发生机制：冠脉灌流减少；酸中毒、高钾血症使得心肌收缩力减弱；心肌DIC损害心肌；MDF、TNF和内毒素直接损伤心功能。

（4）脑功能障碍

发生机制：休克早期由于血液重新分布和脑循环的自身调节，保证了脑的血液供应，脑血流量正常。休克晚期可因脑内DIC导致昏迷或意识丧失，主要与休克时脑组织能量生成不足、酸中毒以及脑细胞受损所致。

（5）胃肠道和肝功能障碍

发生机制：可因胃肠道缺血和酸中毒，发生应激性胃溃疡；也可因肠道屏障功能受损和大量内毒素甚至细菌入血，引起肠源性感染，导致大量炎症介质释放，从而引发对肝细胞的损害。

（6）多器官功能障碍综合征（MODS）

定义：是指机体在严重感染、创伤、烧伤及休克或休克复苏后，短时间内同时或相继出现两个或两个以上的器官功能损害的临床综合征。根据其临床发病过程分为单项速发型和双相速发型。全身炎症反应综合征（SIRS）是 MODS 最重要的发病机制。

发病机制：①炎性细胞活化。包括炎细胞激活，炎细胞激活后产生多种炎症介质，又可导致炎细胞激活，二者互为因果。②炎性介质表达增多。活化的炎细胞突破了炎细胞产生炎症介质的自限作用，通过自我持续放大的级联反应，产生大量炎症介质，可导致全身炎症反应综合征（SIRS），导致细胞死亡和器官功能障碍。炎性介质包括：细胞因子（TNF－α、IL－1、IL－2、IL－6、IL－8、IFN、IL－5、IL－12、、IL－17 等）；脂类炎症介质（PGE_2 PGI_2、TXA_2、LTB_4、LTC_4、LTD_4等）；黏附分子（ICAM－1、E－选择素等）；血浆源性炎症介质（C3a、C5a、缓激肽等）。③抗炎介质过度表达。炎细胞既能产生促炎介质，也能生成抗炎介质（PGE_2、IL－10、IL－4、IL－11、IL－13 等），抗炎介质产生过量并泛滥入血，可引起代偿性抗炎反应综合征（CARS），导致免疫功能抑制，增加感染的易感性。

五、几种常见休克的特点

1. 失血性休克

（1）失血后是否引起休克，取决于失血量和失血速度。一般在 15 分钟内快速大量失血超过总血量的 20% 左右（约 1000ml）时即可引起失血性休克。

（2）失血性休克分期明显，临床症状典型，其发展过程基本上遵循代偿期、失代偿期、难治期逐渐发展的特点，具有“休克综合征”的典型临床表现。

2. 感染性休克

（1）G^-菌感染引起的脓毒性休克在临床最为常见，内毒素即脂多糖（LPS）是其重要的致病因子。

（2）感染性休克的发生与休克的三个始动环节均有关：感染导致细胞因子及血管活性物质大量释放，毛细血管壁通透性增加，血浆外渗，血容量减少；还可引起血管扩张，血管床容量增加，有效循环血量相对不足；细菌毒素及炎性介质可直接损伤心肌细胞，心泵功能障碍。

（3）感染性休克的特点主要体现在两个方面：一是 G^- 菌的 LPS 在体内可诱导产生大量的细胞因子或炎症介质，引发全身炎症反应综合征，促进休克的发生发展；二是根据血流动力学的变化可分为高动力型休克、低动力型休克两种不同的典型类型。

3. 过敏性休克

（1）过敏性休克属Ⅰ型变态反应。

（2）过敏性休克主要与休克的两个始动环节有关：一为血管广泛扩张，血管床容量增大；二为毛细血管壁通透性增高，血浆外渗，血容量减少。

4. 心源性休克

（1）心源性休克其始动环节是心泵功能障碍导致的心排出量迅速减少。

（2）心源性休克特点表现为血压在休克早期就显著下降。根据其血流动力学特点，可分为两型：一为低排高阻型，与血压下降导致交感－肾上腺髓质系统兴奋和外周小动脉收缩有关；二为低排低阻型，与心肌梗死或心室舒张末期容积增大和压力增高引起心室壁牵张感受器兴奋和交感中枢受抑导致外周阻力降低有关。

六、防治的病理生理基础

（1）去除病因。

（2）补充血容量，采取“需多少，补多少”原则，尽快恢复有效循环血量。

（3）纠正酸中毒。

（4）血管活性药物的应用，根据病因和疾病的发展不同，选择扩血管药物和缩血管药物，达到维持血压、改善微循环的目的。

（5）防治 DIC。

（6）抑制过度炎症反应。

（7）防治细胞损伤。

（8）防治器官功能障碍与衰竭。

（刘 颖）

第十三章　弥散性血管内凝血

重点	弥散性血管内凝血的发病机制、DIC 时机体功能变化
难点	凝血、抗凝、纤溶系统的生理意义及内在联系
考点	弥散性血管内凝血、FDP、微血管病性溶血性贫血的概念；弥散性血管内凝血的发病机制；DIC 与休克的转化

速览引导图

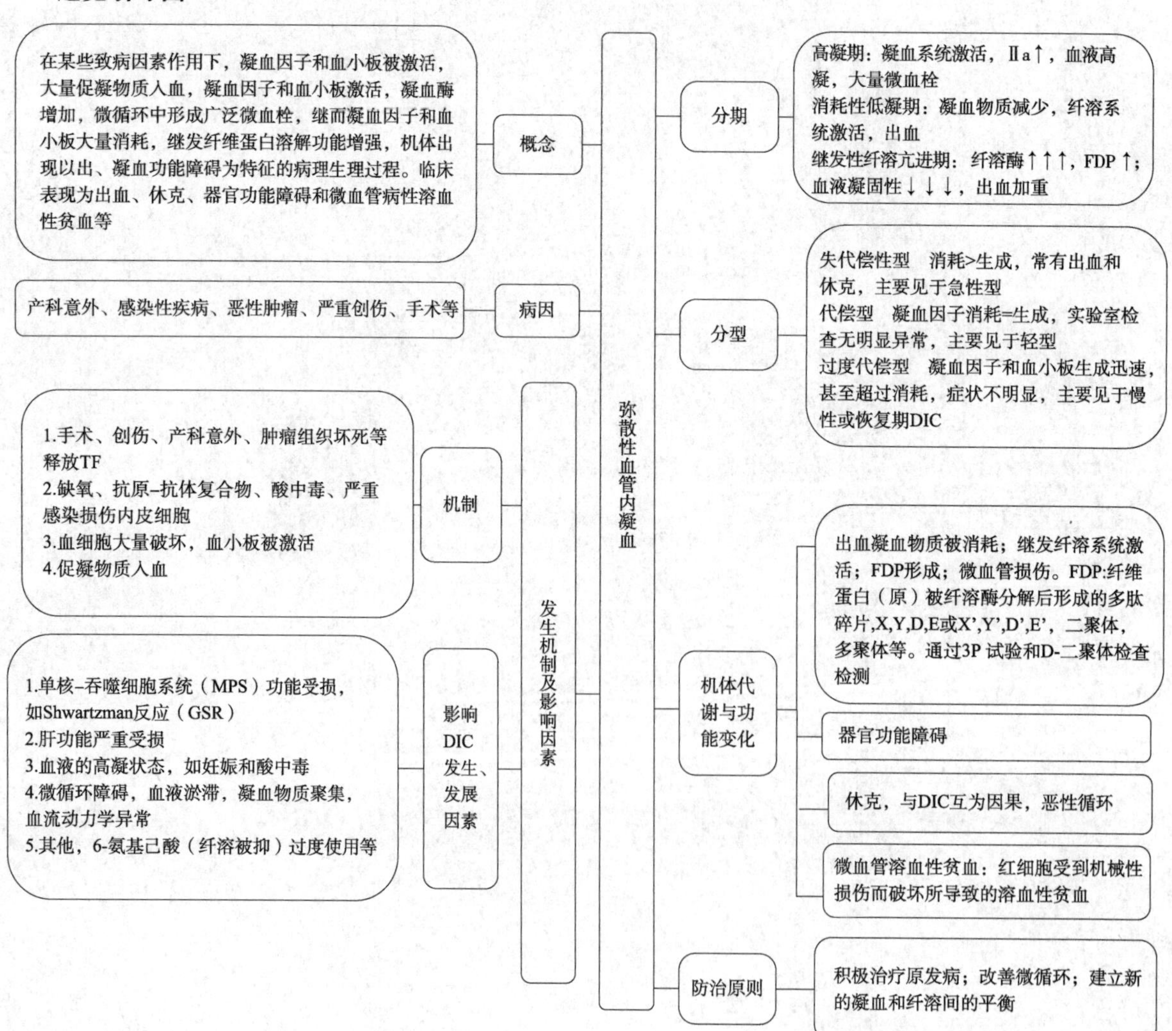

凝血系统包括外源性凝血系统和内源性凝血系统。

外源性凝血系统的激活是从组织因子释放开始的。血管外层的与血液不直接接触的细胞可恒定表达组织因子，一旦血管壁损伤，即启动凝血过程产生止血作用。与血浆直接接触的细胞不表达组织因子。

内源性凝血系统是从Ⅻ的激活开始，当血液与带负电荷的异物表面（如胶原）接触时Ⅻ被激活为Ⅻa，再激活FⅪ为FⅪa，从而启动内源性凝血途径。

尽管凝血系统的激活呈现级联放大效应，但正常情况下，组织因子释放后启动的凝血反应仅限于局部，因为血液中存在FⅦa抑制物，即组织因子途经抑制物（tissue factor pathway inhibitor，TFPI）。TFPI主要由血管内皮细胞合成，是外源性凝血途径的特异性抑制物，具有防止凝血反应扩散的作用。

一、凝血系统功能及异常

1. 凝血系统的激活（图13－1）

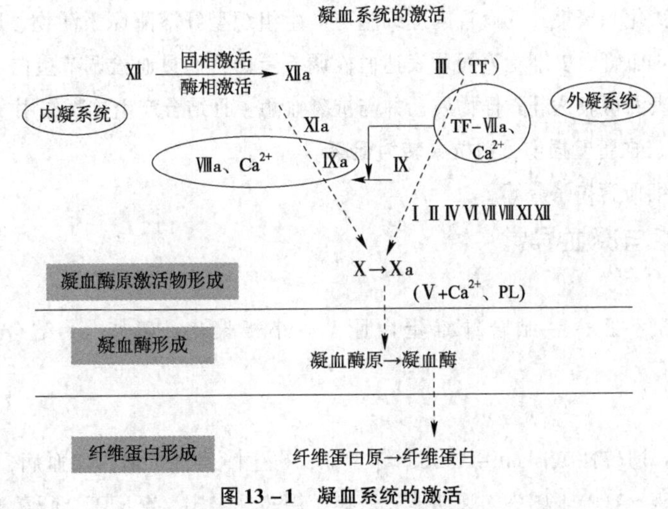

图13－1　凝血系统的激活

2. 凝血因子产生异常

（1）出血倾向有关的凝血因子异常　遗传性凝血因子产生障碍，如血友病（Ⅷ，Ⅸ，Ⅺ）和血管性假性血友病；获得性凝血因子合成不足，如肝功能障碍使凝血因子合成减少，并影响抗凝、纤溶等功能，引起出血倾向；维生素K缺乏导致凝血因子（Ⅱ，Ⅶ，Ⅸ，X）合成障碍。

（2）与血栓形成倾向有关的凝血因子异常　遗传性V突变，Va不能被蛋白C灭活，致静脉血栓，孕期血栓栓塞等；凝血酶原基因突变，产生过多；获得性血浆凝血因子增多，肥胖、糖尿病、高血压、高脂血症和吸烟等可使纤维蛋白原浓度增高；恶性肿瘤、吸烟、酗酒及口服避孕药等可使FⅦ浓度增高；肾病综合征可使FⅡ、FV、FⅦ、FⅧ等浓度增高。

二、抗凝系统和纤溶系统功能异常

1. 抗凝系统组成与功能异常

（1）细胞抗凝系统　单核－吞噬细胞。

（2）体液抗凝系统　AT－Ⅲ：主要抗凝因子，肝素作用下活性增强，可灭活Ⅶa、Ⅸa、Xa、Ⅺa等；血栓调节蛋白（TM）－蛋白C（PC）－蛋白S系统（维生素K依赖）：灭活V_{5a}，Ⅷa。

（3）抗凝系统功能异常。

①抗凝血酶Ⅲ减少或缺乏。

②遗传性蛋白C、蛋白S缺乏或异常：包括数量缺乏和结构异常，临床上多发生深部静脉、血栓症或血栓形成倾向。

③APC抵抗：如抗磷脂综合征（antiphospholipid syndrome，APS）引起的APC抵抗；FV基因突变引起的APC

抵抗；维生素K缺乏或应用维生素K拮抗剂、严重肝病、肝硬化等可使其合成障碍，引起蛋白C、蛋白S缺乏。

2. 纤溶系统组成及异常

（1）纤溶系统　纤溶酶原、纤溶酶原激活物（子宫、卵巢、前列腺、心、肺、脑）、纤溶酶等。

（2）纤溶抑制物　纤溶酶原激活物抑制物（PAI－1）、补体C1抑制物、α_2抗纤溶酶。

（3）纤溶功能亢进引起的出血倾向　又包括遗传性纤溶亢进和获得性纤溶亢进；富含纤溶酶原激活物器官损伤、白血病、肝功能障碍（PAI－1减少等）、溶栓药物引起。纤溶功能降低与血栓形成倾向是指各种血栓前状态，如高脂血症、脑卒中、口服避孕药等。

三、血管内皮细胞及血管壁与凝血平衡和紊乱

1. 正常内皮细胞具有抗凝作用

①血管内皮细胞正常时不表达组织因子；②血管内皮细胞可产生前列腺素、一氧化氮及ADP酶等物质，扩张血管，抑制血小板活化和聚集；③血管内皮细胞可产生组织型纤溶酶原激活物、尿激酶型纤溶酶原激活物等，促进纤溶过程；④血管内皮细胞表面可表达血栓调节蛋白，通过血栓调节蛋白－蛋白C系统产生抗凝作用；⑤血管内皮细胞表面可表达肝素样物质，并与抗凝血酶－Ⅲ结合产生抗凝作用。

2. 若血管内皮细胞、血管壁损伤，则抗凝转为促凝

如vWF、出血性毛细血管扩张症等。

四、血细胞功能与凝血异常

1. 血小板功能异常

（1）功能　GPⅡb－Ⅲa——结合纤维蛋白原，血小板聚集；磷脂——结合凝血因子；激活产生ADP，TXA_2。

（2）血小板异常

①血小板数量减少：遗传性Wiskott－Aldrich综合征，再生障碍性贫血，白血病，放、化疗后骨髓抑制，免疫性血小板减少性紫癜（ITP），感染，脾功能亢进症，用药（奎宁、奎尼丁、肝素等）等。

②血小板功能降低：血管性假血友病（vWF）和血小板黏附障碍。如阿司匹林、非甾体抗炎药，抑制TXA_2；波立维、噻氯匹定抑制ADP形成。

2. 白细胞异常

微循环障碍，释放炎症介质损伤内皮。

3. 红细胞异常

血黏度增高，释放ADP等。

五、弥散性血管内凝血

在某些致病因素作用下，凝血因子和血小板被激活，大量促凝物质入血，凝血因子和血小板激活，凝血酶增加，微循环中形成广泛微血栓，继而凝血因子和血小板大量消耗，继发纤维蛋白溶解功能增强，机体出现以出、凝血功能障碍为特征的病理生理过程。

临床表现为出血、休克、器官功能障碍和微血管病性溶血性贫血等，是一种危重综合征。

1. DIC的原因和发病机制

（1）手术、创伤、产科意外、肿瘤组织坏死等释放组织因子，外源性凝血系统激活，启动凝血过程。

（2）缺氧、抗原－抗体复合物、酸中毒、严重感染损伤内皮细胞，凝血、抗凝调控失调。

①内皮细胞损伤，释放组织因子，启动外源性凝血系统。

②暴露胶原启动内源性凝血系统；增强血小板黏附；激活激肽补体系统。

③血管内皮细胞的抗凝作用降低：组织因子途径抑制物产生减少。

④纤溶酶原激活物减少，PAI－1 增多。

⑤一氧化氮、前列腺素、ADP 酶等产生减少，扩血管物质减少、促血小板聚集。

(3) 血细胞大量破坏，血小板被激活。

①RBC 大量破坏：如异型输血、疟疾、免疫性溶血；RBC 破坏释放 ADP 和磷脂。

②WBC 破坏或激活：白血病放化疗后，释放 TF；内毒素、炎症因子激活单核或中性粒细胞表达 TF。

③血小板激活：多为继发作用，原发见于血小板减少性紫癜。

(4) 促凝物质入血　如胰蛋白酶、蛇毒、羊水、细菌、病毒进入血液，直接或间接激活凝血酶，促进 DIC 发生、发展。

2. 影响 DIC 发生发展因素

(1) 单核－吞噬细胞系统（MPS）功能受损，如 Shwartzman 反应（GSR）。

(2) 肝功能严重受损　①合成凝血因子抗凝物质，促纤溶物质下降；②灭活活化凝血因子能力减弱。

(3) 血液的高凝状态　如妊娠和酸中毒。

(4) 微循环障碍　血液淤滞，凝血物质聚集，血流变异常；内皮受损，酸中毒激活凝血系统；肝，肾低灌流清除功能减弱。

(5) 其他　6－氨基己酸（纤溶被抑）过度使用等。

3. DIC 的分期

(1) 高凝期　凝血系统激活，Ⅱa↑，血液高凝，大量微血栓。

(2) 消耗性低凝期　凝血物质减少，纤溶系统激活，出血。

(3) 继发性纤溶亢进期　纤溶酶↑↑↑，FDP↑；血液凝固性↓↓↓，出血加重。

4. DIC 的分型（根据代偿情况）

(1) 失代偿性型　消耗 > 生成，常有出血和休克，主要见于急性型。

(2) 代偿型　凝血因子消耗 = 生成，实验室检查无明显异常，主要见于轻型。

(3) 过度代偿型　凝血因子和血小板生成迅速，甚至超过消耗，症状不明显，见于慢性或恢复期 DIC。

5. DIC 的功能和代谢变化

(1) 出血

①原因：凝血物质被消耗；继发纤溶系统激活；FDP 形成；微血管损伤。

②FDP（FgDP）的概念、形成和检测。

概念：纤维蛋白降解产物，指纤维蛋白（原）被纤溶酶分解后形成的多肽碎片，X、Y、D、E 或 X'、Y'、D'、E' 二聚体和多聚体等。作用：抑制纤维蛋白单体聚合；抗凝血酶；抑制血小板聚集。主要通过 3P 试验（plasma protamin paracoagunation test）和 D－二聚体检查（DD）检测，其中 DD 检测为继发性纤溶亢进指标。

(2) 器官功能障碍 主要原因是血栓和出血。

(3) 休克　微循环栓塞，回心血量减少；广泛出血，血容量减少；心肌损伤，心排血量↓；微血管扩张及通透性↑(激肽 、组胺↑、FDP↑)，回心血量减少。休克与 DIC 互为因果，形成恶性循环。

(4) 微血管病性溶血性贫血（microangiopathic hemolytic anemia，MHA）。

①概念：红细胞受到机械性损伤而破坏所导致的溶血性贫血。

②特点：外周血见裂体细胞（schistocyte）。

③机制：红细胞被机械性破坏；红细胞变形能力↓。

（雷俊霞）

第十四章 心功能不全

重点	心力衰竭的发生机制
难点	心力衰竭发病过程中机体代偿反应的两面性
考点	心功能不全、心力衰竭的概念；心力衰竭的发生机制；心力衰竭的病因、诱因；心力衰竭发病过程中机体的代偿反应和损伤；心力衰竭临床表现的病理生理基础；心力衰竭的防治原则

速览引导图

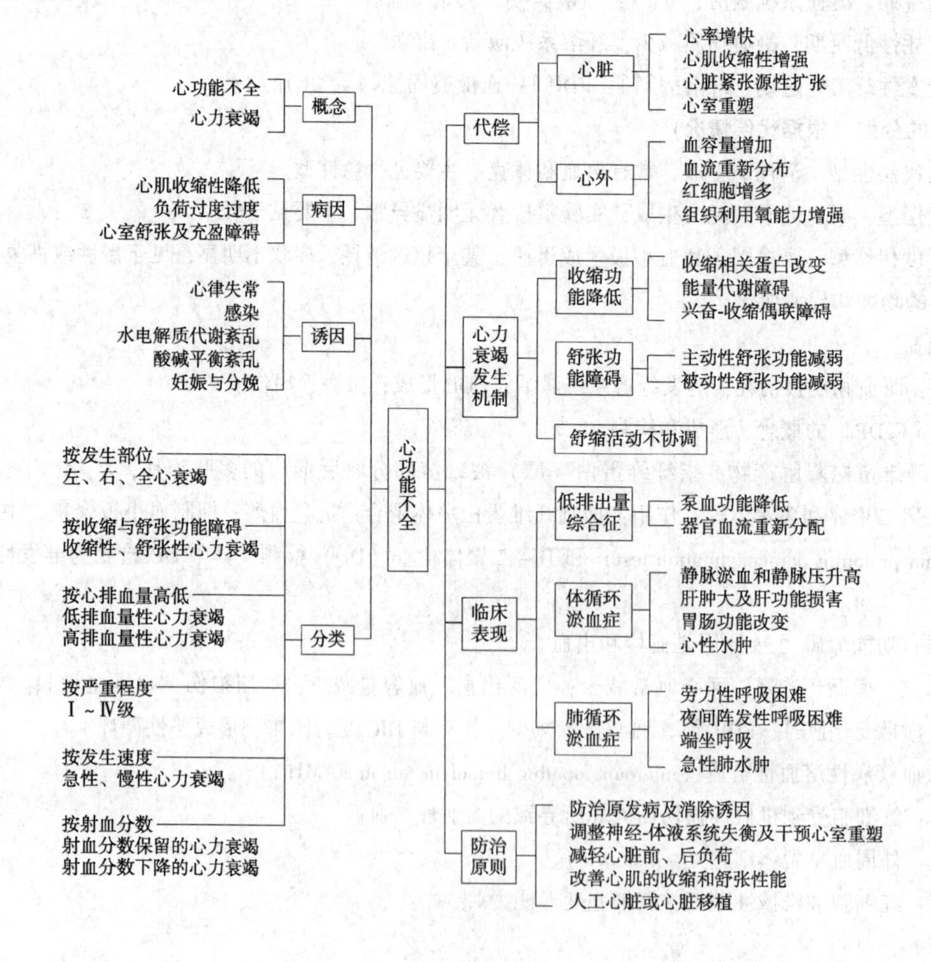

一、定义

心力储备（cardiac reserve）：心脏泵血量可随机体代谢率的升高而增加，以适应机体不同水平的代谢需求，称为心力储备。

心力衰竭（heart failure）：在各种致病因素作用下，心脏的舒缩功能发生障碍，泵血功能降低，使心排血量绝对或相对减少，以致不能满足组织代谢需求的病理生理过程或临床综合征称为心力衰竭。

心功能不全（cardiac insufficiency）：指心脏泵血功能受损后从完全代偿直至失代偿的全过程。

二、心功能不全的病因与诱因

心功能不全的主要病因分类及其常见疾病归纳如表 14－1 所示。

表 14－1 心功能不全的常见病因

病因种类		常见疾病
心肌收缩性降低		心肌缺血（梗死）、心肌炎、心肌病、心肌中毒等
负荷过度	前（容量）负荷	瓣膜关闭不全、房室间隔缺损、严重贫血、甲亢等
	后（压力）负荷	高血压、肺动脉高压、主动脉缩窄、动脉瓣膜狭窄等
心室舒张及充盈障碍		左心室肥厚、心室纤维化、房室瓣狭窄、缩窄性心包炎、心包积液（压塞）等

各种诱因常通过增加心脏负荷、增加心肌耗氧量和（或）减少心肌供血供氧诱发心力衰竭，常见的诱因及其作用机制归纳如表 14－2 所示。

表 14－2 心功能不全的常见诱因及其作用机制

种类	诱发心功能不全的机制
心律失常	心脏各部位舒缩协调紊乱，增加心肌耗氧，减少心肌供血
感染	病原毒素对心肌的直接抑制作用，发热增加心肌及全身耗氧，肺部感染增加右心后负荷、影响外呼吸功能加重缺氧等
水电解质和酸碱平衡紊乱	增加容量负荷，干扰心肌离子转运及兴奋－收缩偶联
妊娠与分娩	容量负荷加大，疼痛等应激加重后负荷、增加心肌及全身耗氧

三、心力衰竭的分类

心力衰竭有多种分类方法，常见的分类归纳如表 14－3 所示。

表 14－3 心力衰竭的常见分类

分类方法	心衰类型
按发生部位分类	左心衰竭、右心衰竭、全心衰竭
按收缩与舒张功能障碍分类	收缩性心力衰竭、舒张性心力衰竭
按心排血量高低分类	低排血量性心力衰竭、高排血量性心力衰竭
按严重程度分类	Ⅰ级、Ⅱ级、Ⅲ级、Ⅳ级
按发生速度分类	急性心力衰竭、慢性心力衰竭
按射血分数分类	射血分数保留的心衰、射血分数下降的心衰

高排血量性心力衰竭（high output heart failure）是指心排血量较心力衰竭前（代偿阶段）有所下降，不能满足机体高水平代谢的需求，但患者的心排血量仍高于或不低于正常群体的平均水平。

射血分数保留的心衰（heart failure with preserved ejection fraction，HFpEF）是指心脏射血分数正常或接近

正常（≥50%），但有症状或体征的临床表现的心力衰竭，一般等同于舒张性心力衰竭。

射血分数下降的心衰（heart failure with reduced ejection fraction，HFrEF）是指心脏射血分数明显降低（<40%），并伴有症状或体征的临床表现的心力衰竭，一般等同于收缩性心力衰竭。

四、心功能不全时机体的代偿

1. 神经-体液调节机制激活

心功能不全时，心排血量减少可以通过多种途径，引起神经-体液调节机制激活，这是心功能不全时心脏代偿反应与心外代偿反应的基本机制，也是导致心力衰竭发生与发展的关键途径。

（1）交感神经系统激活　心排血量减少时，对主动脉弓和颈动脉窦压力感受器的刺激减弱，进而激活交感-肾上腺髓质系统。在短期内，交感神经兴奋能调动心脏本身及心外的代偿，但长期过度地激活交感神经会造成对机体的不利影响（图14-1）。

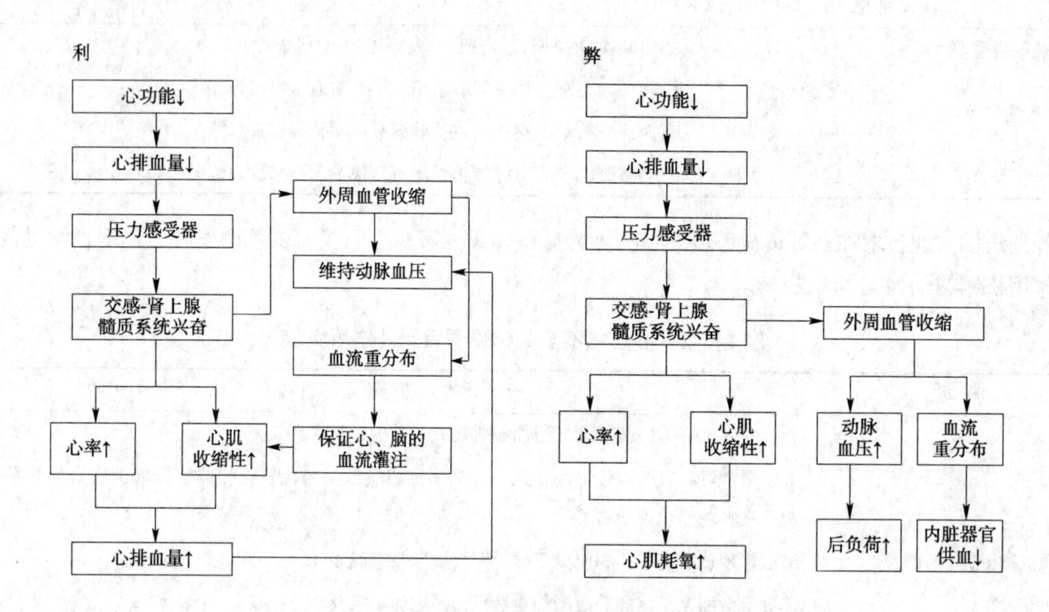

图14-1　交感-肾上腺髓质系统激活的利与弊

（2）肾素-血管紧张素-醛固酮系统（renin-angiotensin-aldosterone system，RAAS）激活　肾脏低灌流、交感神经系统兴奋和低钠血症等都可以激活RAAS系统，有助于维持血流动力学的稳定，但是RAAS系统的过度激活也有明显的不良反应（图14-2）。

（3）其他体液因子的作用　心功能不全时，心脏负荷增加或心室扩大，心肌细胞受牵拉而合成并释放B型钠尿肽（B-type natriuretic peptide，BNP），血浆BNP升高，并与心功能分级呈显著正相关，是心力衰竭诊断和鉴别诊断、风险分层以及预后评估的重要生化指标。

2. 心脏本身的代偿反应

心脏本身的代偿形式包括心率增加、心肌收缩性增强、心脏紧张源性扩张和心室重塑（表14-4）。心率增快、心肌收缩性增强、心脏紧张源性扩张是心功能不全时心脏的快速适应性反应。受损心脏在慢性适应性反应过程中，由于心肌细胞、非心肌细胞及细胞外基质在基因表达改变的基础上所发生的变化，使心脏的结构、代谢和功能发生了一系列改变，称为心室重塑（ventricular remodeling）。

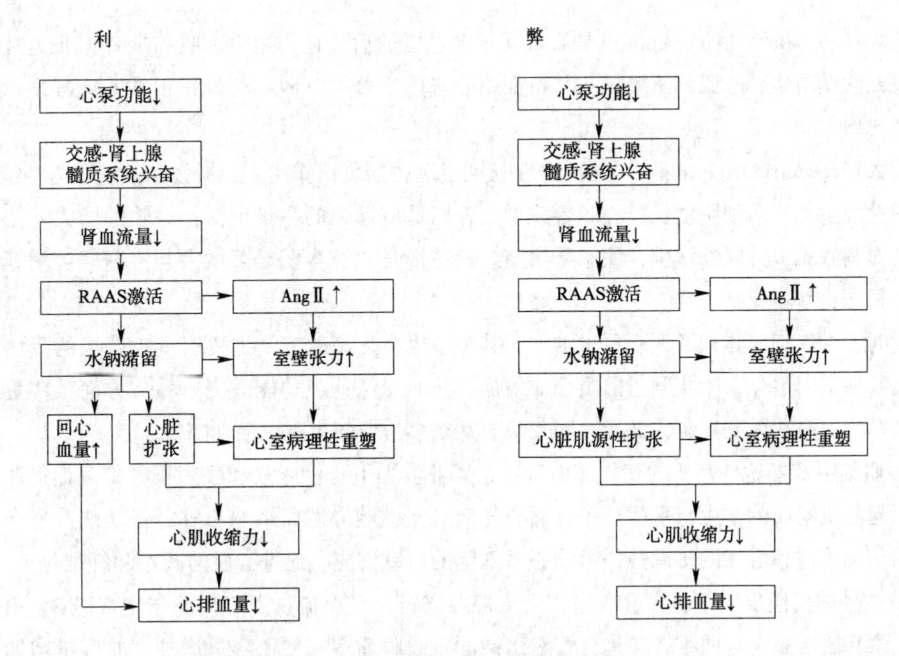

图 14-2 肾素-血管紧张素-醛固酮系统激活的利与弊

表 14-4 心功能不全时心脏本身的代偿反应

代偿反应	积极意义	消极影响
心率增加	动员快速，一定范围内的心率增加可提高心排血量和舒张压，有利于冠脉的血液灌流，有利于维持动脉血压、保证重要器官的血流供应	心率增加（成人 > 180 次/分），因舒张期过短而使心室充盈量减少，心排血量反而降低；舒张期过短使冠脉灌流量减少，加重心肌缺血
心肌收缩性增强	交感-肾上腺髓质系统兴奋、β 受体激活的正性变力作用，增加每搏量	增加心肌耗氧量
心脏紧张源性扩张	在一定范围内，随着心肌纤维初长度增大（肌节长度不超过 2.2μm），心肌收缩力增强，增加每搏量	增加心肌耗氧量；肌节长度超过 2.2μm 时心肌收缩力反而减弱（肌源性扩张）
心室重塑	慢性心功能不全时重要的代偿方式。室壁增厚可降低心室壁张力，从而减少心肌的耗氧量；心脏总收缩力增强，从而增加每搏量，使心脏在较长时间内不致发生心力衰竭	过度肥大的心肌因毛细血管、线粒体及交感神经元轴突增生不足，可发生不同程度的缺血、缺氧、能量代谢障碍和心肌舒缩能力减弱等，使心功能由代偿转为失代偿

（3）心肌细胞重塑 心肌细胞重塑包括心肌细胞肥大和心肌细胞表型的改变。按照超负荷原因和心肌反应形式的不同可将超负荷性心肌肥大分为向心性肥大和离心性肥大两种类型（表 14-5）。

表 14-5 心肌肥大的分类、原因、增生形式及其特征

分类	原因	增生形式	特征
向心性肥大	长期后负荷增大	肌节呈并联性增生 心肌细胞增粗	心室壁显著增厚 心腔容积正常或减小 室壁厚度与心腔半径之比增大
离心性肥大	长期前负荷增大	肌节呈串联性增生 心肌细胞增长	心室壁轻度增厚 心腔容积显著增大 室壁厚度与心腔半径之比基本保持正常

向心性肥大（concentric hypertrophy）是心脏在长期过度的后负荷作用下，收缩期室壁张力持续增加，引起心肌肌节呈并联性增生，心肌细胞增粗，其特征是心室壁显著增厚而心腔容积正常甚或减小，使室壁厚度与心腔半径之比增大。

离心性肥大（eccentric hypertrophy）是心脏在长期过度的前负荷作用下，舒张期室壁张力持续增加，使心肌肌节呈串联性增生，心肌细胞增长，心腔容积增大，以适应增大的容量负荷；心腔的增大又使收缩期室壁应力增大，进而刺激肌节并联性增生，使室壁增厚。其特征是心腔容积显著增大与室壁轻度增厚并存，室壁厚度与心腔半径之比基本保持正常。

心肌肥大时，不仅细胞体积增大、重量增加，其表型也会逐渐改变，主要表现为合成的蛋白质种类的变化。一方面胎儿期基因活化，胎儿型蛋白质合成增加，使心肌结构、功能改变；另一方面某些蛋白发生同工型转变，功能基因的表达受到抑制，低活性同工酶表达增多，使新生蛋白活性降低。

（4）非心肌细胞及细胞外基质的变化　血管紧张素Ⅱ、去甲肾上腺素和醛固酮等都可促进非心肌细胞活化或增殖，引起心肌间质的增生与重塑。一方面会降低心室的顺应性而影响心脏舒张功能；另一方面影响心肌细胞之间的信息传递和舒缩的协调性，影响心肌细胞的血氧供应，促进心肌的凋亡和纤维化。

（5）心脏以外的代偿反应　血容量增加，交感神经兴奋、肾血流量下降使原尿生成减少；RAAS 系统激活、血管升压素释放增多，远曲小管和集合管对水钠的重吸收增多，使血容量增加。血容量增加可提高心排血量和组织灌流量，但长期过度的血容量增加可加重心脏前负荷，反而使心排血量下降。

血流重新分布：心功能不全时，交感 – 肾上腺髓质系统兴奋，因 α 受体在全身不同血管中分布的密度不同，引起全身血流量的重新分布，皮肤、骨骼肌与内脏器官血管收缩，血流量减少，但外周阻力增大有利于维持血压；心、脑血流量不变或略增加，从而保证重要器官的血流供应量。若外周器官长期供血不足，可导致这些器官功能减退；外周血管长期收缩也使心脏后负荷增加。

红细胞增多：心功能不全时，组织灌流不足可引起循环性缺氧，肺淤血和肺水肿又可引起乏氧性缺氧。缺氧刺激肾间质细胞合成释放促红细胞生成素增加，从而促进红细胞增生和血红蛋白合成，提高血液携带氧的能力，减轻机体缺氧。红细胞过多可因血液黏度增大而加重心脏的后负荷。

组织利用氧能力增强：心功能不全时，组织灌流不足导致细胞供氧减少，可引起一系列代谢、功能与结构的改变，包括线粒体数量增多、表面积增大、细胞色素氧化酶活性增强，肌肉中肌红蛋白的含量增多，从而增强细胞利用氧的能力，改善肌肉组织对氧的储存和利用。

五、心力衰竭的发生机制

心力衰竭的发生机制较复杂，迄今尚未完全阐明。目前认为，心力衰竭的发生发展是多种机制共同作用的结果。

（1）心肌收缩功能降低　心肌收缩功能降低是心脏泵血功能减退的主要原因，可以由心肌收缩相关的蛋白改变、心肌能量代谢障碍和心肌兴奋 – 收缩偶联障碍分别或共同引起（表 14 – 6）。

表 14 – 6　心力衰竭时心肌收缩功能降低的机制

分类	机制
心肌收缩相关蛋白的改变	● 心肌细胞数量减少（坏死与凋亡） ● 心肌结构改变（肥大心肌的表型改变或胎儿期基因过表达、肌原纤维排列紊乱、线粒体不能成比例的增加、心肌纤维化、心腔扩大而室壁变薄）

续表

分类	机制
心肌能量代谢障碍	• 能量生成障碍（脂肪酸氧化下调、心肌缺血缺氧、有氧氧化能力受损/线粒体含量相对不足） • 能量储备减少（磷酸肌酸激酶同工酶发生转换，导致磷酸肌酸激酶活性降低，使储能形式的磷酸肌酸含量减少，作为能量储备指数的 CP/ATP 比值明显降低） • 能量利用障碍（胎儿型同工型增多/肌球蛋白头部 Ca^{2+}，Mg^{2+} - ATP 酶活性降低，利用 ATP 产生机械功障碍）
心肌兴奋 - 收缩偶联障碍	• 胞外 Ca^{2+} 内流障碍（心肌内去甲肾上腺素含量下降、心肌细胞上 β 受体密度相对减少及敏感性降低、高钾血症时 K^+ 与 Ca^{2+} 竞争阻止 Ca^{2+} 的内流） • 肌浆网钙转运功能障碍（肥大或衰竭心肌细胞中肌浆网钙释放蛋白的含量或活性降低、肌浆网 Ca^{2+} - ATP 酶含量或活性降低使肌浆网摄取 Ca^{2+} 减少造成肌浆网贮 Ca^{2+} 减少） • 肌钙蛋白与 Ca^{2+} 结合障碍（酸中毒时 H^+ 与 Ca^{2+} 竞争肌钙蛋白上的结合位点）

（2）心肌舒张功能障碍　可分为主动性舒张功能减弱和被动性舒张功能减弱（表 14 - 7）。

表 14 - 7　心力衰竭时心肌舒张功能障碍的机制

分类	机制
主动性舒张功能减弱	• Ca^{2+} 转运异常（缺血缺氧 ATP 供应不足、肌浆网或心肌细胞膜上 Ca^{2+} - ATP 酶活性降低、肌球 - 肌动蛋白复合体解离困难）
被动性舒张功能障碍	• 心室顺应性降低（心室壁增厚、心肌炎症、心肌纤维化） • 心室舒张势能减少（心室收缩障碍使舒张势能减少） • 心率过快（舒张期过短）

（3）心脏各部分舒缩活动不协调　心肌损伤时，由于病变呈区域性分布，可使心脏各部、左 - 右心室之间、房 - 室之间、心室本身各区域之间舒缩活动的协调性遭到破坏，导致心排血量下降。

六、心功能不全时临床表现的病理生理基础

心力衰竭的临床表现主要包括低排出量综合征、肺循环淤血症和体循环淤血症（表 14 - 8）。体循环淤血见于右心衰竭和全心衰竭，主要表现为体循环静脉系统的过度充盈、静脉压升高、内脏充血和水肿等；肺循环淤血主要见于左心衰竭患者，主要表现为呼吸困难。

表 14 - 8　心功能不全时临床表现

三大主症	临床表现	
低排出量综合征	心脏泵血功能降低	心排血量减少及心脏指数降低 射血分数降低 心室充盈压升高和心室舒张末容积增大 心率加快 血压变化
	器官血流重新分配	肾血流量减少或尿量减少 骨骼肌血流量减少或体力活动耐受力降低，容易疲劳 脑血流量减少或头晕头痛失眠，记忆力减退和烦躁不安 皮肤血流量减少或皮肤苍白温度降低，可出现发绀

续表

三大主症		临床表现
体循环淤血症		静脉淤血和静脉压升高 肝大及肝功能损害 胃肠功能改变 心性水肿
肺循环淤血症	呼吸困难	劳力性呼吸困难 夜间阵发性呼吸困难 端坐呼吸 急性肺水肿

肺循环淤血时呼吸困难主要有劳力性呼吸困难、夜间阵发性呼吸困难及端坐呼吸三种表现形式，反映肺淤血和肺水肿的程度由轻到重。劳力性呼吸困难（dyspnea on exertion）是指轻度左心衰竭患者仅在体力活动时出现呼吸困难，休息后消失。夜间阵发性呼吸困难（paroxysmal nocturnal dyspnea）是指患者夜间入睡后（多在入睡 1 ~ 2 小时后）因突感气闷、气急而惊醒，被迫坐起，可伴有咳嗽或泡沫样痰，发作较轻者在坐起后有所缓解，经一段时间后自行消失。端坐呼吸（orthopnea）是指患者在静息时已出现呼吸困难，平卧时加重，故需被迫采取端坐位或半卧位以减轻呼吸困难的程度。

心力衰竭的具体临床表现又因功能障碍发生的部位及病程的快慢不同而有所不同，左心衰竭常表现为肺循环淤血症，右心衰竭常表现为体循环淤血症；急性心力衰竭常伴随明显的低排出量综合征，而慢性心力衰竭由于钠、水潴留和血容量增加，出现心腔扩大、静脉淤血及组织水肿的表现，称为充血性心力衰竭（congestive heart failure）。

七、心功能不全防治的病理生理基础

（1）防治原发病及消除诱因。

（2）调整神经 - 体液系统失衡及干预心室重塑。

（3）减轻心脏前、后负荷。

（4）改善心肌的收缩和舒张性能。

（5）人工心脏或心脏移植。

（谭红梅）

第十五章 肺功能不全

重点	呼吸衰竭的发病机制
难点	等压点，通气血流比例失调对肺换气的影响
考点	呼吸衰竭的发病机制，Ⅰ型和Ⅱ型呼吸衰竭的判断

速览引导图

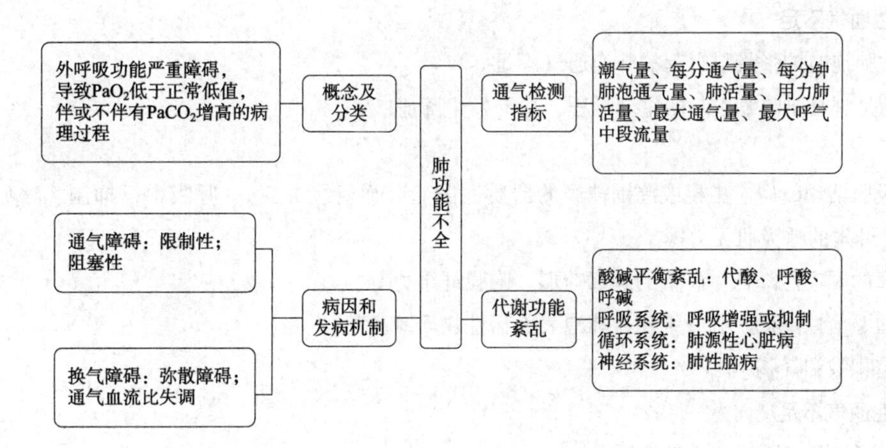

一、概述

（一）呼吸衰竭的概念及分类

1. 概念

呼吸衰竭指由外呼吸功能严重障碍，导致在海平面，静息呼吸状态下，出现 PaO_2 降低伴有或不伴有 $PaCO_2$ 增高的病理过程。

呼吸衰竭的主要血气标准是 PaO_2 低于60mmHg，伴有或不伴有 $PaCO_2$ 高于50mmHg，而且排除外呼吸功能外的原因，可诊断为呼吸衰竭。

简单地说：外呼吸功能严重障碍，导致 PaO_2 低于正常低值，伴或不伴有 $PaCO_2$ 增高的病理过程。

2. 呼吸衰竭的分类

根据动脉血气特点可分为

Ⅰ型呼吸衰竭即低氧血症型呼吸衰竭，血气特点见表15－1。

Ⅱ型呼吸衰竭即伴有高碳酸血症型低氧血症呼吸衰竭，血气特点见表15－1。

表 15－1　呼吸衰竭的分类

	PaO_2	$PaCO_2$
Ⅰ型	$<60mmHg$	正常或降低
Ⅱ型	$<60mmHg$	$>50mmHg$

根据发病机制特点可分为：通气性和换气性。

根据原发病变部位特点可分为：中枢性和外周性。

根据发病的缓急可分为：慢性和急性呼吸衰竭。

二、呼吸衰竭的病因及发病机制

外呼吸包括：

肺通气：肺泡气与外界气体交换的过程。

肺换气：肺泡气与血液之间的气体交换过程。

呼吸衰竭是肺通气或（和）肺换气功能严重障碍的结果。

（一）肺通气功能障碍

1. 限制性通气不足

指吸气时肺泡的扩张受限引起的肺泡通气不足。

吸气运动是呼吸肌收缩引起的主动过程，更易发生障碍。

原因：

（1）呼吸肌活动障碍　中枢或周围神经的器质性病变（血管、炎症）、呼吸中枢抑制、呼吸肌本身的收缩功能障碍，继发的呼吸肌无力等。

（2）胸廓的顺应性降低　严重的胸廓畸形、胸膜纤维化等。

（3）肺的顺应性降低　肺纤维化、肺泡表面活性物质减少等。

（4）胸腔积液和气胸。

2. 阻塞性通气不足

指气道狭窄或阻塞所致的通气障碍。

影响气道阻力的因素：最主要的是气道内径，多种肺脏疾病可使气道内径变窄或不规则而增加气流阻力，从而引起阻塞性通气不足。

分类：

（1）中央性气道阻塞　指气管分叉处以上的气道阻塞。分为胸外阻塞及胸内阻塞。

（2）外周性气道阻塞　内径小于 2mm 的小支气管阻塞。吸气时随着肺泡的扩张，细支气管受周围弹性组织牵拉，其口径变大和管道伸长；呼气时则小气道缩短变窄。外周性气道阻塞的患者用力呼气时可引起小气道闭合，从而导致严重的呼气性呼吸困难。主要疾病：慢性支气管炎、支气管哮喘、阻塞性肺气肿。

3. 肺泡通气不足时的血气变化

总肺泡通气量不足会使肺泡气氧分压下降和肺泡气二氧化碳分压升高，因而流经肺泡毛细血管的血液不能被充分动脉化，导致 PaO_2 降低和 $PaCO_2$ 升高，最终出现Ⅱ型呼吸衰竭。

（二）肺换气功能障碍

1. 弥散障碍

指由肺泡膜面积减少或肺泡膜异常增厚和弥散时间缩短引起的气体交换障碍。

影响因素：肺泡膜两侧的气体分压差、气体的分子量和溶解度、肺泡膜的面积和厚度、血液与肺泡接触的时间。

（1）原因　①肺泡膜面积减少：肺实变、肺不张、肺叶切除等。②肺泡膜厚度增加：肺水肿、肿泡透明膜形成、肺纤维化及肺泡毛细血管扩张导致血浆层变厚时，可因弥散距离增宽使弥散速度减慢。

（2）弥散障碍时的血气变化　肺泡膜病变患者在静息时一般不出现血气异常。在体力负荷增加等使心排血量增加和肺血流加快时，血液和肺泡接触时间过于缩短，导致低氧血症。肺泡膜病变加上肺血流增快只会引起 PaO_2 降低，不会使 $PaCO_2$ 增高。

2. 肺泡通气与血流比例失调

血液流经肺泡时能否获得足够的氧和充分地排出二氧化碳，使血液动脉化，还取决于肺泡通气量与血流量的比例。如肺的总通气量和总血流量正常，但肺通气或（和）血流不均匀，造成部分肺泡通气与血流比例失调，也可引起气体交换障碍，导致呼吸衰竭。

（1）部分肺泡通气不足　支气管哮喘、慢性支气管炎、阻塞性肺气肿等引起的气道阻塞以及肺纤维化、肺水肿等引起的限制性通气障碍的分布往往是不均匀的，可导致肺泡通气的严重不均，致功能性分流。

（2）部分肺泡血流不足　肺动脉栓塞、弥散性血管内凝血、肺动脉炎、肺血管收缩等，都可使部分肺泡血流减少，导致患部肺泡血流少而通气多，致死腔样通气。

（三）解剖分流增加

一部分静脉血经支气管静脉和极少的肺内动－静脉交通支直接流入肺静脉。支气管扩张症可伴有支气管血管扩张和肺内动－静脉短路开放，使解剖分流量增加，静脉血掺杂异常增多，而导致呼吸衰竭。

解剖分流的血液完全未经气体交换过程，故称为真性分流。

吸入纯氧可有效地提高功能性分流的 PaO_2，而对真性分流的 PaO_2 则无明显作用，用这种方法可对二者进行鉴别。

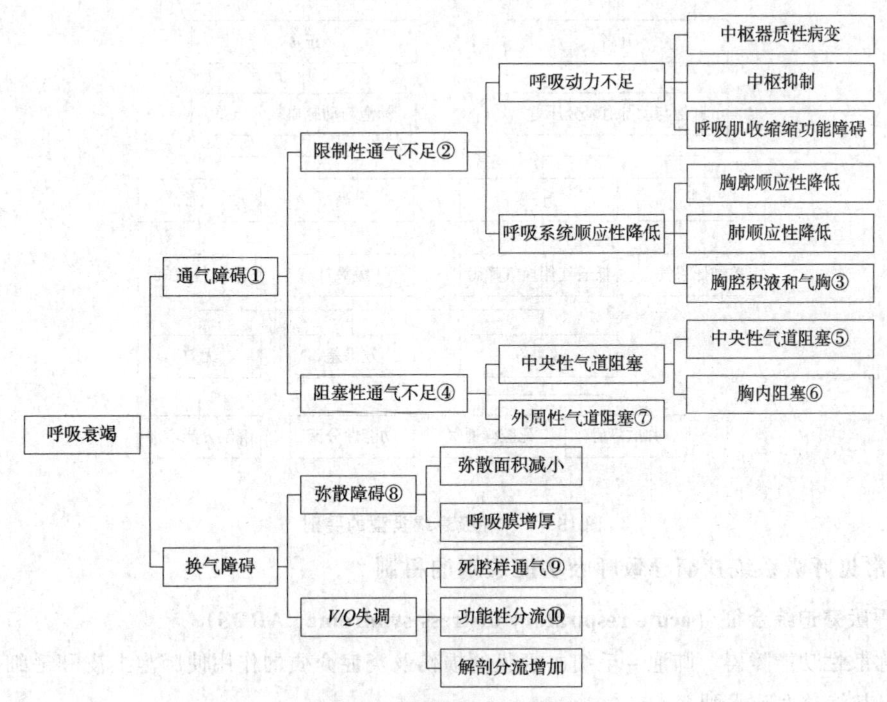

图 15－1　呼吸衰竭的发病机制

注：①通气障碍　肺泡气与外界气体交换障碍，单纯肺通气障碍一般引起Ⅱ型呼吸衰竭

②限制性通气不足　吸气时肺泡扩张受限引起的肺泡通气不足

③胸腔积液和气胸　胸膜腔负压减小、消失甚至呈正压，肺被不同程度压缩引起肺泡扩张受限

④阻塞性通气不足　气道狭窄或阻塞所致的通气障碍

⑤胸外阻塞　吸气时气道内压低于大气压，气道有被压缩的倾向，故阻塞处狭窄加重；呼气时气道内压高于大气压，气道有向外扩张的倾向，故阻塞处狭窄缓解。因此胸外阻塞患者表现为吸气困难比呼气困难更明显，临床表现为三凹征

⑥胸内阻塞　吸气时气道内压高于胸内压，气道有向外扩张的倾向，故阻塞处狭窄减轻；呼气时气道内压低于胸内压，气道有被压缩的倾向，故阻塞处狭窄加重。因此胸内阻塞患者表现为呼气困难比吸气困难更明显

⑦外周性气道阻塞　内径小于2mm的小支气管或以下部位阻塞。呼气时，气道内压从肺泡到鼻进行性下降，气道上必定有一点的气道内压与胸内压相等，称为等压点。正常人等压点位于有软骨支撑的较大气道，用力呼气时不致被压缩。慢支、肺气肿时，气体流过狭窄气道耗能增加，使气道内压迅速下降，从而使等压点移向肺泡端。当等压点移至无软骨支撑的膜性气道时，导致小气道压缩而闭合。故患者表现为明显的呼气困难。临床表现为桶状胸。代表疾病：慢性阻塞性肺疾病

⑧弥散障碍　指有肺泡膜面积减少或肺泡膜异常增厚和弥散时间缩短引起的气体交换障碍。因二氧化碳在人体内的弥散速度是氧气的2倍左右，故单纯弥散障碍一般引起Ⅰ型呼吸衰竭。代表疾病：急性呼吸窘迫综合征

⑨死腔样通气　指有通气的肺泡血流相对减少导致这些肺泡内气体得不到充分利用。而流经其他正常肺泡的血流相对增多，超过了这些肺泡的气体交换能力，导致不能充分进行气体交换而使得血氧分压下降

⑩功能性分流　因通气障碍引起部分肺泡通气不足，但血流量未相应减少，V/Q 显著降低，以致流经该部分肺泡的静脉血未经充分氧合便掺入动脉血中导致血氧分压下降，又称静脉血掺杂

（四）呼吸衰竭类型的鉴别

如图 15－2 所示。

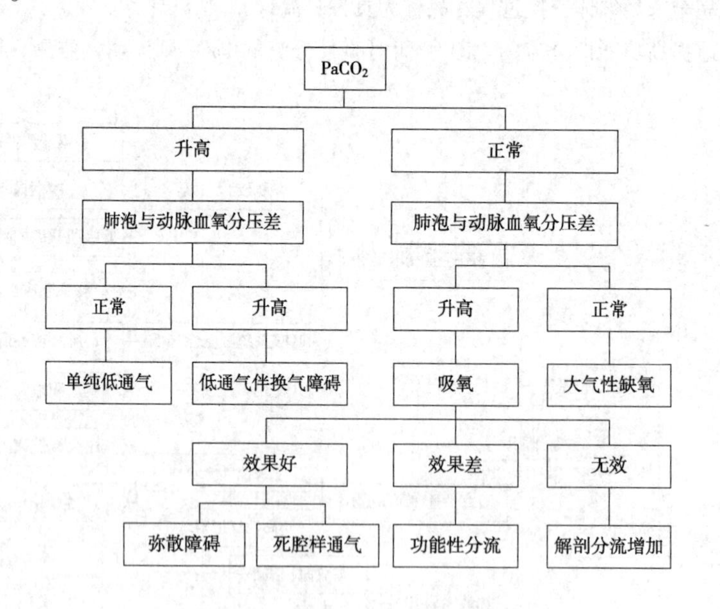

图 15－2　呼吸衰竭类型的鉴别

（三）常见呼吸系统疾病导致呼吸功能衰竭的机制

1. 急性呼吸窘迫综合征（acute respiratory distress syndrome，ARDS）

（1）肺弥散性功能障碍　肺泡－毛细血管膜的损伤及炎症介质的作用使肺泡上皮和毛细血管内皮通透性增高，引起渗透性肺水肿。

（2）肺不张　肺泡Ⅱ型上皮细胞损伤使表面活性物质生成减少，加上水肿液的稀释和肺泡过度通气消耗表面活性物质，使肺泡表面张力增高，肺的顺应性降低。

(3) 肺泡通气血流比例失调　肺不张、肺水肿以及炎症介质引起的支气管痉挛均可引起肺泡通气量降低，导致肺内功能性分流增加；肺内 DIC 及炎症介质引起的肺血管收缩，可导致死腔样通气增加。

2. 慢性阻塞性肺疾病（chronic obstructive pulmonary distress，COPD）

(1) 阻塞性通气障碍　炎细胞浸润、充血、水肿、黏液腺及杯状细胞增殖、肉芽组织增生引起的支气管壁肿胀；气道高反应性、炎症介质作用引起的支气管痉挛；黏液分泌多、纤毛细胞损伤引起的支气管腔堵塞；小气道阻塞、肺泡弹性回缩力降低引起的气道等压点上移。

(2) 限制性通气障碍　Ⅱ型上皮细胞受损及表面活性物质消耗过多引起的肺泡表面活性物质减少；营养不良、缺氧、酸中毒、呼吸肌疲劳引起的呼吸肌衰竭。

(3) 弥散功能障碍　肺泡壁损伤引起的肺泡弥散面积减少和肺泡膜炎性增厚。

(4) 肺泡通气与血流比例失调　气道阻塞不均引起的部分肺泡低通气；微血栓形成引起的部分肺泡低血流。

（四）临床常用肺通气功能评价指标

表 15-2　常见肺通气功能评价指标

中文名称	英文缩写	概念	意义
潮气量	TV	每次呼吸时吸入或呼出的气体量	反映机体耗氧量和二氧化碳产生量
每分通气量	VE	安静时每分钟进入肺的气体总量	反映肺通气储备功能
每分钟肺泡通气量	VA	每分钟肺泡交换气体的体积	反映有效通气量
肺活量	VC	尽力吸气后，从肺内所能呼出的最大气体量	反映肺容积，肺泡的扩张能力
用力肺活量	FVC	一次最大吸气后，尽力尽快呼气所能呼出的最大气体量	反映气道阻力
最大通气量	MVV	单位时间（1 分钟）深快呼吸所能呼吸的最大气量	反映：①胸部的完整结构和呼吸肌的力量；②呼吸道的通畅程度；③肺组织弹性
最大呼气中段流量	MMEF	最大呼气流速－容量曲线上75%～25%之间的呼气量。将用力肺活量呼出气体容积四等分，取其中间 2/4 段的肺容量除以的呼气时间	反映小气道功能

三、呼吸衰竭导致的主要代谢功能变化

（一）酸碱平衡紊乱

代谢性酸中毒：严重缺氧，无氧代谢加强，酸性代谢产物增多，可引起代谢性酸中毒。

呼吸性酸中毒：Ⅱ型呼衰时，大量二氧化碳潴留，可造成原发性血浆碳酸过多。

呼吸性碱中毒：Ⅰ型呼衰时，因缺氧引起肺过度通气，$PaCO_2$ 明显下降，发生呼吸性碱中毒。

（二）电解质紊乱

1. 血清钾浓度增高

代谢性酸中毒及呼吸性酸中毒均可导致高钾血症。

2. 血清氯浓度增高

代谢性酸中毒时由于 HCO_3^- 浓度降低，使肾排 Cl^- 减少，血氯增高。

3. 血清氯浓度降低

高碳酸血症使红细胞中 HCO_3^- 生成增多，后者与细胞外 Cl^- 交换使 Cl^- 转移入细胞；酸中毒时肾小管上皮细胞产生 NH_3 增多，$NaHCO_3$ 重吸收增多，使尿中 NH_4Cl 和 NaCl 排出增加。

（三）呼吸系统

缺氧和二氧化碳潴留能分别对呼吸系统造成影响。

1. 呼吸运动的改变

包括呼吸频率和幅度的变化。

呼吸中枢抑制：呼吸浅而慢，潮式呼吸、间歇呼吸、抽泣样呼吸、叹气样呼吸等呼吸节律的紊乱。

限制性通气障碍：呼吸变浅变快。

阻塞性通气障碍：呼吸深慢。

2. 低氧血症与高碳酸血症

见表 15－3。

表 15－3　呼吸衰竭对呼吸系统的影响

	缺氧	二氧化碳潴留
轻度	PaO_2 <60mmHg 时，外周化学感受器兴奋，反射性增强呼吸中枢活动，呼吸功能相对增强	CO_2 潴留和酸中毒主要通过中枢化学感受器兴奋呼吸中枢，呼吸加深加快，通气量增加
重度	PaO_2 <30mmHg 时，缺氧对中枢的直接抑制作用 > 兴奋作用，呼吸功能减弱	$PaCO_2$ >80mmHg 时，呼吸中枢反而抑制，此时呼吸的维持主要靠 PaO_2 降低对外周化学感受器的刺激

（四）循环系统

代偿：心排血量增加；血液重分布；肺血管收缩。

损伤：肺源性心脏病。

肺源性心脏病发病机制：①肺泡缺氧和二氧化碳潴留所致血液 H^+ 浓度过高，可引起肺小动脉收缩，使肺动脉压升高，从而增加右心后负荷；②肺小动脉长期收缩，缺氧均可引起无肌型肺微动脉肌化，肺血管平滑肌细胞和成纤维细胞肥大增生，胶原蛋白与弹性蛋白合成增加，导致肺血管壁增厚和硬化，管腔变窄，由此形成持久而稳定的慢性肺动脉高压；③长期缺氧引起的代偿性红细胞增多，使血液的黏度增高，也会增加肺血流阻力和加重右心负荷；④有些肺部病变如肺小动脉炎、肺毛细血管床的大量破坏、肺栓塞等也能成为肺动脉高压的原因；⑤缺氧和酸中毒降低心肌舒缩功能；⑥呼吸困难时，用力呼气使胸内压异常增高，心脏受压，影响心脏的舒张功能，用力吸气则胸内压异常降低，即心脏外负压增大，增加右心收缩负荷，促使右心衰竭。

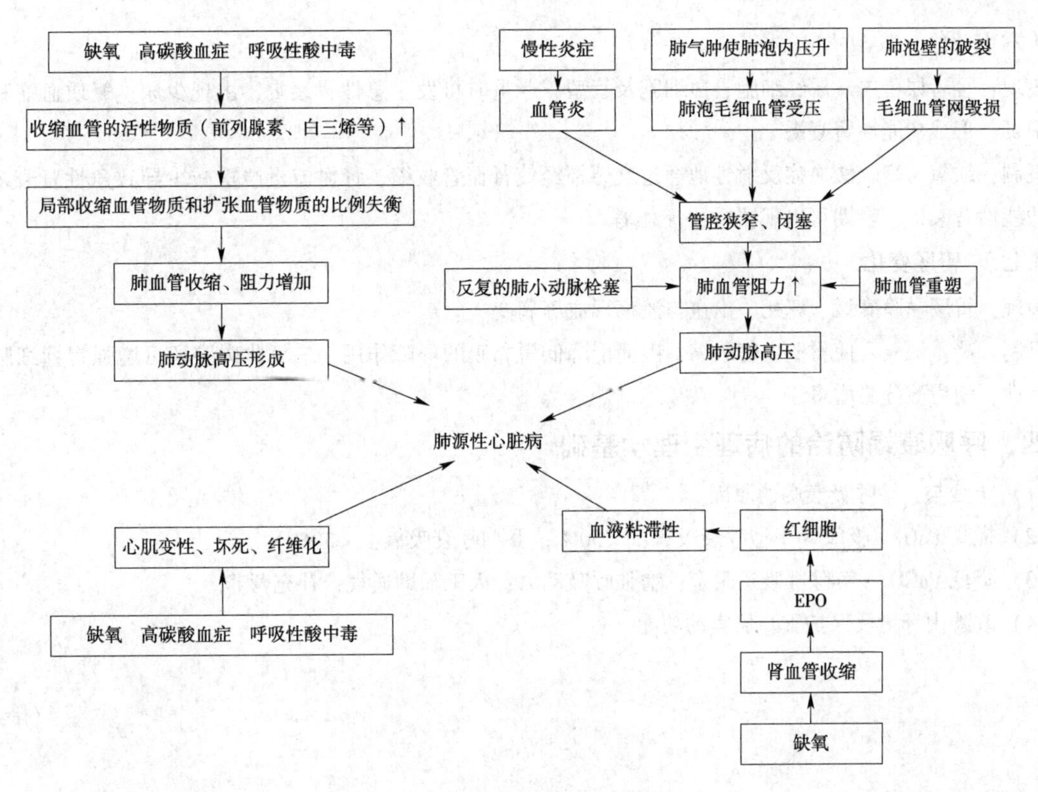

图 15－3　肺源性心脏病的发病机制

（五）中枢神经系统

1. 二氧化碳麻醉的概念

$PaCO_2$超过 80mmHg 时，可引起头痛、头晕、烦躁不安、言语不清、扑翼样震颤、精神错乱、嗜睡、抽搐和呼吸抑制等，即所谓的 CO_2 麻醉。

2. 肺性脑病的概念

由呼吸衰竭引起的脑功能障碍。

3. 肺性脑病的发病机制

（1）酸中毒和缺氧对脑血管的作用　酸中毒使脑血管扩张；缺氧和酸中毒还能损伤血管内皮使其通透性增高，导致脑间质水肿。缺氧使细胞 ATP 生成减少，影响 Na^+-K^+泵功能，可引起细胞内 Na^+及水增多，形成脑细胞水肿。脑充血、水肿使颅内压增高，压迫脑血管，更加重脑缺氧，严重时可致脑疝。此外，脑血管内皮损伤尚可引起血管内凝血。

（2）酸中毒和缺氧对脑细胞的作用　正常脑脊液的缓冲作用较血液弱，pH 较低（7.33～7.40），而 $PaCO_2$却比动脉血高，血液中碳酸氢根离子及氢离子又不易进出脑脊液，故脑脊液酸碱调节需时较长且Ⅱ型呼吸衰竭患者脑脊液酸中毒程度大于血液；神经细胞内酸中毒可增加脑谷氨酸脱羧酶活性，使 γ－氨基丁酸生成增多，导致中枢抑制；同时增强磷脂酶活性，使溶酶体水解酶释放，引起神经细胞和组织损伤。

表 15－4　肺性脑病的发病机制

缺氧和酸中毒对脑血管的作用	缺氧和酸中毒对脑细胞的作用
可扩张脑血管	脑脊液酸碱调节需时较长
可引起毛细血管通透性增高，导致间质水肿	神经细胞酸中毒，导致中枢抑制和细胞膜通透性增高。改变
颅内压升高严重时还可导致脑疝	细胞内外离子分布，使溶酶体膜稳定性降低

（六）肾

表现：轻者尿蛋白、尿红细胞、白细胞及管型；严重时可发生急性肾衰竭，出现少尿、氮质血症和代谢性酸中毒，形成功能性肾衰竭。

机制：缺氧与高碳酸血症反射性地通过交感神经使肾血管收缩，肾血流量严重减少导致急性肾衰竭，早期是功能性肾衰竭，晚期可出现器质性肾衰竭。

（七）胃肠变化

表现：胃肠黏膜糜烂、坏死、出血与溃疡形成等病变。

机制：严重缺氧可使胃壁血管收缩，因而能降低胃黏膜的屏障作用，二氧化碳潴留可增强胃壁细胞碳酸酐酶活性，使胃酸分泌增多。

四、呼吸衰竭防治的病理生理学基础

(1) 防治与去除呼吸衰竭的原因。

(2) 提高 PaO_2　吸氧（Ⅰ型呼衰吸氧：<50%；Ⅱ型呼衰吸氧：<30%）。

(3) 降低 $PaCO_2$　解除呼吸道阻塞；增强呼吸动力；人工辅助通气；补充营养。

(4) 改善内环境及保护重要器官的功能。

（陆立鹤）

第十六章　肝功能不全

重点	肝性脑病的发生机制
难点	血氨增高的机制和对脑的毒性作用
考点	肝功能不全、肝性脑病、假性神经递质的概念；肝性腹腔积液的发生机制；肝性脑病的发生机制（氨中毒学说、假性神经递质学说、氨基酸失衡学说、GABA 学说）；肝性脑病的诱因；肝性脑病防治的病理生理学基础；肝肾综合征的概念、肝肾综合征的发病机制

速览引导图

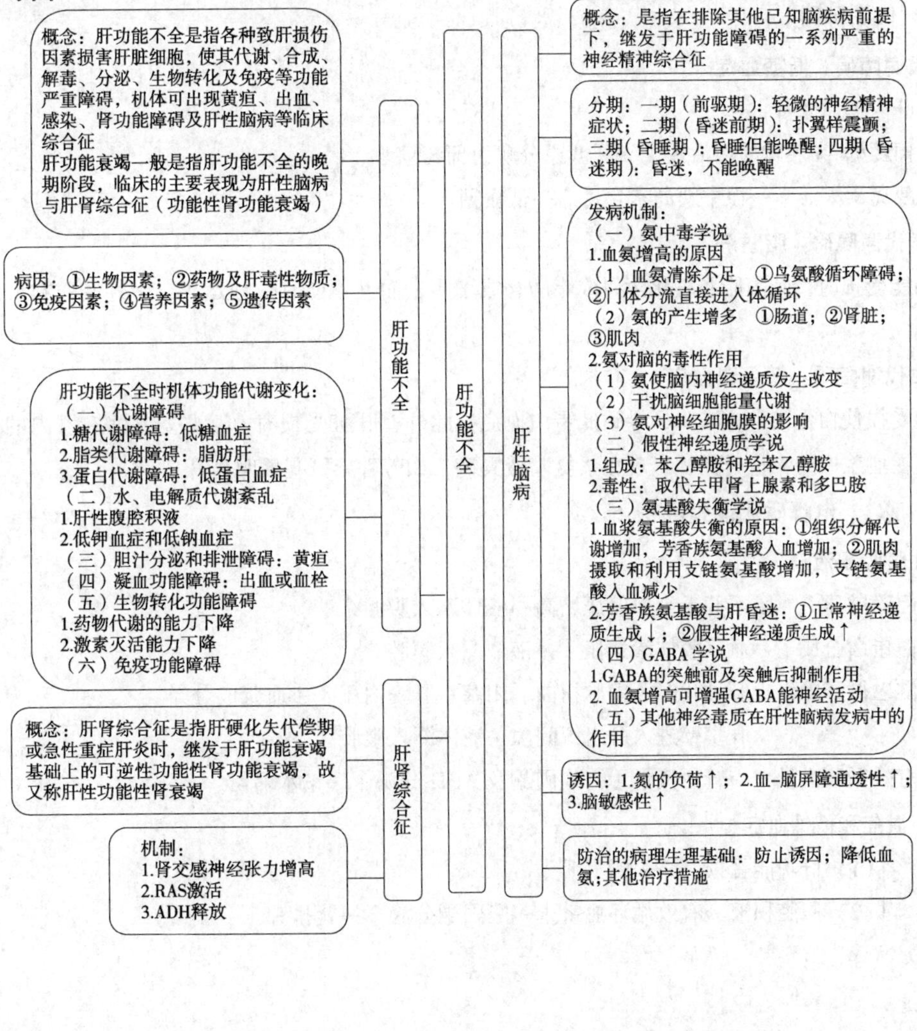

肝功能不全

肝功能不全

概念：肝功能不全是指各种致肝损伤因素损害肝脏细胞，使其代谢、合成、解毒、分泌、生物转化及免疫等功能严重障碍，机体可出现黄疸、出血、感染、肾功能障碍及肝性脑病等临床综合征
肝功能衰竭一般是指肝功能不全的晚期阶段，临床的主要表现为肝性脑病与肝肾综合征（功能性肾功能衰竭）

病因：①生物因素；②药物及肝毒性物质；③免疫因素；④营养因素；⑤遗传因素

肝功能不全时机体功能代谢变化：
（一）代谢障碍
1.糖代谢障碍：低糖血症
2.脂类代谢障碍：脂肪肝
3.蛋白代谢障碍：低蛋白血症
（二）水、电解质代谢紊乱
1.肝性腹腔积液
2.低钾血症和低钠血症
（三）胆汁分泌和排泄障碍：黄疸
（四）凝血功能障碍：出血或血栓
（五）生物转化功能障碍
1.药物代谢的能力下降
2.激素灭活能力下降
（六）免疫功能障碍

肝肾综合征

概念：肝肾综合征是指肝硬化失代偿期或急性重症肝炎时，继发于肝功能衰竭基础上的可逆性功能性肾功能衰竭，故又称肝性功能性肾衰竭

机制：
1.肾交感神经张力增高
2.RAS激活
3.ADH释放

肝性脑病

概念：是指在排除其他已知脑疾病前提下，继发于肝功能障碍的一系列严重的神经精神综合征

分期：一期（前驱期）：轻微的神经精神症状；二期（昏迷前期）：扑翼样震颤；三期（昏睡期）：昏睡但能唤醒；四期（昏迷期）：昏迷，不能唤醒

发病机制：
（一）氨中毒学说
1.血氨增高的原因
（1）血氨清除不足　①鸟氨酸循环障碍；②门体分流直接进入体循环
（2）氨的产生增多　①肠道；②肾脏；③肌肉
2.氨对脑的毒性作用
（1）氨使脑内神经递质发生改变
（2）干扰脑细胞能量代谢
（3）氨对神经细胞膜的影响
（二）假性神经递质学说
1.组成：苯乙醇胺和羟苯乙醇胺
2.毒性：取代去甲肾上腺素和多巴胺
（三）氨基酸失衡学说
1.血浆氨基酸失衡的原因：①组织分解代谢增加，芳香族氨基酸入血增加；②肌肉摄取和利用支链氨基酸增加，支链氨基酸入血减少
2.芳香族氨基酸与肝昏迷：①正常神经递质生成↓；②假性神经递质生成↑
（四）GABA 学说
1.GABA的突触前及突触后抑制作用
2. 血氨增高可增强GABA能神经活动
（五）其他神经毒质在肝性脑病发病中的作用

诱因：1.氮的负荷↑；2.血-脑屏障通透性↑；3.脑敏感性↑

防治的病理生理基础：防止诱因；降低血氨；其他治疗措施

一、肝功能不全的概念

肝功能不全：各种致肝损伤因素损害肝脏细胞，使其代谢、合成、解毒、分泌、生物转化及免疫等功能严重障碍，机体可出现黄疸、出血、感染、肾功能障碍及肝性脑病等临床综合征，称为肝功能不全。

肝实质细胞发生功能障碍时，首先受损的是分泌功能（高胆红素血症），其次是合成功能障碍（凝血因子合成减少、低白蛋白血症等），最后是解毒功能障碍（灭活激素功能降低，芳香族氨基酸水平升高等）。

肝功能衰竭一般是指肝功能不全的晚期阶段，临床的主要表现为肝性脑病与肝肾综合征（功能性肾衰竭）。

二、肝功能不全的常见病因

见表17－1。

表17－1　肝功能不全的常见病因

病因种类	常见疾病
生物因素	病毒性肝炎、阿米巴肝脓肿、肝吸虫、血吸虫等
药物及肝毒性物质	酒精中毒、工业毒物、四氯化碳等
免疫性因素	原发性胆汁性肝硬化、慢性活动性肝炎等
营养性因素	饥饿，摄入黄曲霉素、亚硝酸盐等
遗传性因素	肝豆状核变性等

三、肝功能不全时机体功能代谢变化

（一）代谢障碍

1. 糖代谢障碍：低糖血症

（1）肝内糖原储备↓
（2）葡萄糖－6－磷酸酶活性↓→肝糖原分解为葡萄糖↓
（3）胰岛素灭活↓→血中胰岛素含量↑→低血糖

2. 脂类代谢障碍：脂肪肝

当肝功能受损时，肝内脂肪氧化障碍或脂肪合成增多，而又不能有效地运出，中性脂肪在肝细胞内堆积导致脂肪肝。

3. 蛋白代谢障碍：低蛋白血症

肝细胞受损使白蛋白合成减少，导致低蛋白血症。此外，肝脏受损时，某些氨基酸在肝内的分解代谢障碍，导致其在血浆中的含量升高，出现血浆氨基酸失衡，如芳香族氨基酸明显升高。

（二）水、电解质代谢紊乱

1. 肝性腹腔积液

（1）门静脉压↑→肠系膜毛细血管压增高→液体漏入腹腔↑
（2）白蛋白合成↓→血浆胶体渗透压↓→液体漏入腹腔↑
（3）淋巴循环障碍：肝硬化时肝静脉扭曲、闭塞→肝窦内压↑→血浆成分经肝窦壁进入肝组织间隙→液体漏入腹腔↑
（4）有效循环血量↓→肾血流量↓→醛固酮及ADH分泌↑→钠水潴留

2. 低钾血症和低钠血症

低钾血症：
（1）肝功能受损→醛固酮灭活↓
（2）腹腔积液→有效循环血量↓→醛固酮分泌↑→肾排钾↑

低钠血症{(1) 肝功能受损→ADH 灭活↓
(2) 腹腔积液→有效循环血量↓→ADH 分泌↑→肾排水↓→稀释性低钠血症}

（三） 胆汁分泌和排泄障碍

当肝功能受损时，常因肝脏对胆红素的摄取、运载、酯化、排泄等障碍，导致高胆红素血症和肝内胆汁淤积临床表现为黄疸。

（四） 凝血功能障碍

(1) 凝血因子合成↓
(2) 抗凝物质如蛋白 C、抗凝血酶－Ⅲ等合成↓
(3) 纤溶酶原、抗纤溶酶合成↓
(4) 激活的凝血因子和纤溶酶原激活物等清除↓

（五） 生物转化功能障碍

(1) 药物代谢的能力↓→药物的生物半衰期↑→药物蓄积↑→易发生药物中毒
(2) 醛固酮、血管升压素灭活↓→钠、水潴留
(3) 雌激素灭活↓→月经失调、男性患者女性化及小动脉扩张（蜘蛛痣）

（六） 免疫功能障碍

肝功能不全时，库普弗细胞功能障碍及补体水平下降，常伴有免疫功能低下，易发生肠道细菌移位及感染等。

四、肝性脑病的概念及分期

1. 概念

肝性脑病（HE）是指在排除其他已知脑疾病前提下，继发于肝功能障碍的一系列严重的神经精神综合征。

2. 肝性脑病的分期

肝性脑病在临床上按神经－精神症状的轻重分为四期。

一期（前驱期）：轻微的神经－精神症状，可表现为轻度知觉障碍、欣快或焦虑、精神集中时间缩短等，轻微扑翼样震颤。

二期（昏迷前期）：一期症状加重，出现嗜睡、淡漠、轻度时间及空间感知障碍、言语不清、明显的人格障碍及行为异常，明显的扑翼样震颤。

三期（昏睡期）：有明显的精神错乱、时间及空间定向障碍、健忘、言语混乱等症状，表现为昏睡但能唤醒。

四期（昏迷期）：昏迷，不能唤醒，对疼痛刺激无反应，无扑翼样震颤。

五、肝性脑病的发病机制

（一） 氨中毒学说

严重肝脏疾病时，由于血氨生成增多而清除能力下降，致使血氨水平显著升高，高浓度的氨通过血－脑屏障进入脑组织，引起脑功能障碍。

1. 血氨增高的原因

(1) 血氨清除不足{①鸟氨酸循环障碍
a. ATP 不足
b. 酶活性降低
c. 鸟氨酸循环底物缺失
②门体分流直接进入体循环}

（2）氨的产生增多：
- ①肠道产氨增加：
  - 肠道细菌↑
  - 肠道蛋白↑
  - 尿素的肠肝循环↑
  - 上消化道出血
- ②肾脏产氨增加：碱中毒时肾小管腔中 H^+ 减少，生成 NH_4^+ 减少，而 NH_3 弥散入血增加，血氨增高
- ③肌肉产氨增加：肌肉活动增强时，肌肉的腺苷酸分解代谢增强，使肌肉产氨增多

肠腔内 pH 可影响肠道氨的吸收。当 pH 偏酸时，氨以 NH_4^+ 形式存在，当 pH 偏碱时，以 NH_3 形式存在。

2. 氨对脑的毒性作用

（1）氨使脑内神经递质发生改变

①对谷氨酸能神经传递的作用：先升高后降低

早期：血氨↑→α－酮戊二酸脱氢酶活性↓→α－酮戊二酸蓄积→经转氨基作用生成谷氨酸↑
　　　血氨↑→谷氨酸与氨结合生成谷氨酰胺↑→谷氨酸消耗↑
晚期：血氨↑↑→丙酮酸脱羧酶↓、α－酮戊二酸脱氢酶活性↓→三羧酸循环过程受抑→谷氨酸生成↓

②对 γ－氨基丁酸（GABA）能神经传递的作用：先减少后增多

早期：谷氨酸与氨生成谷氨酰胺↑→谷氨酸消耗↑→γ－氨基丁酸生成↓
晚期：γ－氨基丁酸氨基转移酶活性↓→γ－氨基丁酸分解↓

③对其他神经递质的影响

血氨↑→丙酮酸脱羧酶活性↓→乙酰辅酶 A 生成↓→乙酰胆碱↓
血氨↑→苯丙氨酸生成↑→酪氨酸羟化酶活性↓→多巴胺、去甲肾上腺素↓

（2）干扰脑细胞能量代谢

①丙酮酸脱羧酶活性↓→NADH 和乙酰辅酶 A 生成↓→三羧酸循环↓→ATP 生成↓。

②α－酮戊二酸脱氢酶活性↓→三羧酸循环反应↓→ATP 生成↓。

③α－酮戊二酸生成谷氨酸→消耗 NADH →ATP 生成↓。

④氨与谷氨酸结合生成谷氨酰胺→消耗了大量 ATP。

⑤Na^+－K^+－ATP 酶活化→消耗 ATP。

⑥天冬氨酸氨基转移酶和线粒体苹果酸脱氢酶活性↓→谷氨酸↓→破坏苹果酸－天冬氨酸穿梭过程→能量生成障碍。

（3）氨对神经细胞膜的影响

①干扰神经细胞膜上 Na^+－K^+－ATP 酶活性→Na^+、K^+ 分布异常。

②与 K^+ 竞争进入细胞内→细胞外 K^+↑→影响膜电位、细胞的兴奋及传导。

（二）假性神经递质学说

肝性脑病的发生是由于正常神经递质合成减少或/和假性神经递质在突触部位堆积，使神经突触部位冲动的传递发生障碍，从而引起神经系统的功能障碍而导致昏迷。此学说的根据是“网状结构是维持意识的基础”这一基本观点。

1. 假性神经递质的概念

苯乙醇胺和羟苯乙醇胺在结构上与真性神经递质相似，但不能完成真性神经递质的功能，故称为假性神经递质（false neurotransmitter，FNT）。

2. 假性神经递质的生成及毒性

肝功能障碍→肝脏的解毒功能↓，经侧支循环→苯乙胺和酪胺入脑↑→β-羟化酶作用→苯乙醇胺和轻苯乙醇胺→可取代去甲肾上腺素和多巴胺→脑干网状结构上行激动系统的唤醒功能不能维持→昏迷。

（三）氨基酸失衡学说

肝性脑病患者或门-体分流术后动物，常可见血浆氨基酸的失平衡，即芳香族氨基酸（aromatic amino acids，AAA；苯丙氨酸、酪氨酸、色氨酸）增多，而支链氨基酸（branched chain amino acids，BCAA；缬氨酸、亮氨酸、异亮氨酸）减少。两者比值：BCAA/AAA 可由正常的3~3.5下降至0.6~1.2，而且与肝性脑病密切，因而提出了肝性脑病的氨基酸失衡学说。

1. 血浆氨基酸失衡的原因

（1）芳香族氨基酸增加。

①肝功能障碍→胰高血糖素灭活↓→胰高血糖素↑→组织蛋白分解代谢↑→芳香族氨基酸入血↑。

②肝功能障碍→芳香族氨基酸降解能力↓。

③糖异生功能障碍→芳香族氨基酸转变为糖↓。

（2）支链氨基酸减少。

①肝功能障碍→胰岛素灭活↓→胰岛素↑→肌肉组织摄取和利用支链氨基酸↑→支链氨基酸入血↓。

②血氨↑→支链氨基酸提供氨基转化为酮酸↑→支链氨基酸入血↓。

2. 芳香族氨基酸与肝性脑病

（1）血中芳香族氨基酸↑和支链氨基酸↓→芳香族氨基酸（苯丙氨酸、酪氨酸）进入脑内↑→酪氨酸羟化酶活性↓→正常神经递质生成（多巴胺、去甲肾上腺素）↓。

（2）苯丙氨酸进入脑内↑→芳香族氨基酸脱羧酶活性↑→苯乙胺↑→β-羟化酶活性↑→苯乙醇胺↑（假性神经递质生成↑）。

（3）酪氨酸进入脑内↑→芳香族氨基酸脱羧酶活性↑→酪胺↑β-羟化酶活性↑→羟苯乙醇胺↑（假性神经递质生成↑）。

（四）GABA 学说

在神经细胞内 GABA 主要是由谷氨酸在谷氨酸脱羧酶作用下产生，而γ-氨基丁酸氨基转移酶在 GABA 分解代谢中起转氨基作用。血中 GABA 主要由肠道细菌作用于肠内容物而产生的。

GABA 学说建立的基础是因 GABA 能神经元抑制性活动增强。GABA 能神经元活动增强可能与脑内 GABA 浓度增加、GABA-A 受体复合物完整性及其与配体的结合能力变化以及内源性 GABA-A 受体变构调节物质浓度增加等有关。

1. GABA 的抑制作用

（1）GABA 与突触后膜的 GABA 受体结合→细胞膜对 Cl^- 的通透性↑→细胞外 Cl^- 内流↑→神经细胞膜处于超极化状态→突触后抑制作用。

（2）GABA 作用于突触前的轴突末梢→轴突膜对 Cl^- 通透性↑→Cl^- 反由轴突内流向轴突外→产生去极化→使末梢在冲动到来时，释放神经递质的量↓→突触前抑制作用。

2. 血氨增高可增强 GABA 能神经活动

（1）血氨↑→GABA-A 受体复合物与其配体即与 GABA、内源性苯二氮䓬类物质结合能力↑。

（2）血氨↑→星形胶质细胞对 GABA 的摄取↓、释放↑→突触间隙 GABA↑→GABA-A 受体活性增强。

（3）血氨↑→外周型苯二氮䓬受体（PTBR）表达↑→四氢孕烯醇酮（THP）和四氢去氧皮质酮（THDOC）合成↑（GABA 受体的强激动剂）→GABA-A 受体活性↑→中枢抑制↑。

（五）其他神经毒质在肝性脑病发病中的作用

1. 神经毒质的作用

锰中毒→星形胶质细胞病变→影响谷氨酸摄取及能量代谢。

硫醇→抑制尿素合成→干扰氨的解毒。

↘抑制线粒体的呼吸过程。

短链脂肪酸→抑制脑能量代谢、氨的分解代谢。

酪氨酸↑→经肠道细菌作用→酚↑。

色氨酸↑→经肠道细菌作用→吲哚、甲基吲哚↑。

2. 氨中毒学说对其他学说的影响

氨中毒学说已成为解释肝性脑病发病机制的中心环节，与其他学说之间的联系越来越密切。

（1）血氨↑→突触间隙 GABA↑→GABA－A 受体复合物与其配体结合能力↑→神经类固醇类物质生成↑→变构调节 GABA－A 受体活性→中枢抑制↑。

（2）血氨↑→胰高血糖素↑→蛋白分解代谢↑→血中芳香族氨基酸含量↑；血氨↑→胰岛素↑及氨的解毒作用→支链氨基酸↓ } 氨基酸失衡

（3）血氨↑→脑内谷氨酰胺↑→中性氨基酸进入脑内↑→{支链氨基酸参与氨的解毒；芳香族氨基酸参与假性神经递质的生成}

六、肝性脑病的诱因

1. 氮的负荷↑

诱发肝性脑病最常见的原因。

（1）外源性氮负荷↑：上消化道出血、过量蛋白饮食、输血等。

（2）内源性氮负荷↑：氮质血症、低钾性碱中毒或呼吸性碱中毒、便秘、感染等。

2. 血－脑屏障通透性↑

细胞因子水平增高、能量代谢障碍、高碳酸血症、脂肪酸以及饮酒等→血－脑屏障通透性↑。

3. 脑敏感性↑

（1）感染、缺氧、电解质紊乱等也可增强脑对毒性物质的敏感性。

（2）使用止痛、镇静、麻醉以及氯化铵等药物时，则易诱发肝性脑病。

七、肝性脑病防治的病理生现基础

1. 防止诱因

（1）减少氮负荷，严格控制蛋白摄入量，减少组织蛋白质的分解。

（2）防止上消化道大出血。

（3）防止便秘，以减少肠道有毒物质进入体内。

（4）注意预防因利尿、放腹腔积液、低钾血症等情况诱发肝性脑病。

（5）要慎用止痛、镇静、麻醉等药物，防止诱发肝性脑病。

2. 降低血氨

（1）口服乳果糖等使肠道 pH 降低，减少肠道产氨和利于氨的排出。

（2）应用门冬氨酸鸟氨酸制剂降血氨。

（3）纠正水、电解质和酸碱平衡紊乱，特别是要注意纠正碱中毒。

（4）口服新霉素等抑制肠道细菌产氨。

3. 其他治疗措施

可口服或静注以支链氨基酸为主的氨基酸混合液，纠正氨基酸的不平衡。可给予左旋多巴，促进患者清醒。此外，临床上也配合采取保护脑细胞功能、维持呼吸道通畅、防止脑水肿等措施。

八、肝肾综合征

1. 概念

肝肾综合征（HRS）是指肝硬化失代偿期或急性重症肝炎时，继发于肝功能衰竭基础上的可逆性功能性肾衰竭，故又称肝性功能性肾衰竭。急性重症肝炎有时可引起急性肾小管坏死，也属于肝肾综合征。

2. 病因和分型

（1）肝性功能性肾衰竭　多见于肝硬化晚期，急性重症肝炎少见。肾无器质性病变，肾血流量↓↓，GFR↓，肾小管功能正常。临床表现为黄疸、肝脾大、低蛋白血症、顽固性腹腔积液，少尿、氮质血症，昏迷。

（2）肝性器质性肾衰竭　多见于急性肝功能衰竭。主要病理变化是肾小管坏死。发病机制目前认为主要是肠源性内毒素血症，另外与重症肝病的大失血等因素有关。

3. 发病机制

肝肾综合征（HRS）的典型特征为外周动脉扩张，肾血管收缩及血流减少，肾小球滤过率明显降低。HRS的肾血管收缩可能与下列因素有关。

（1）肾交感神经张力增高

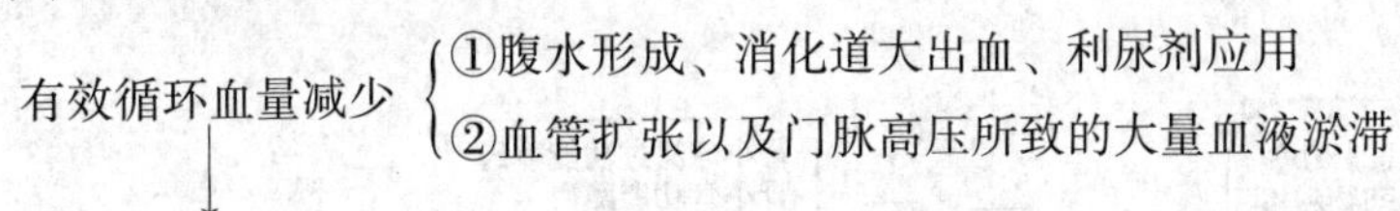

交感－肾上腺髓质系统兴奋→儿茶酚胺↑→肾动脉收缩→肾血流↓→GFR↓→肾衰竭

（2）RAS激活

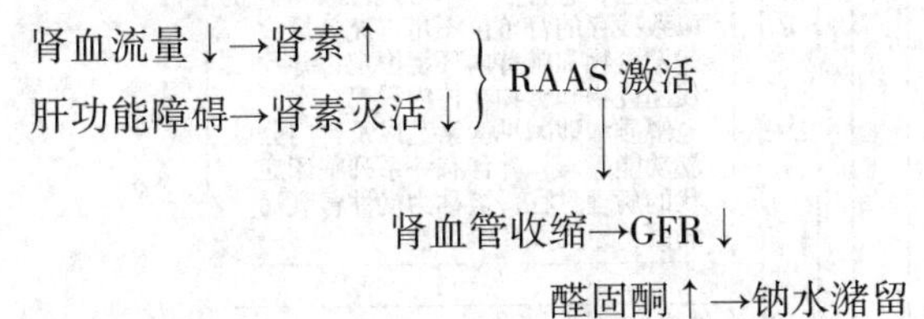

（3）ADH释放

ADH↑→水潴留

↘

肾血管收缩→肾血流↓→肾衰竭

（康劲松）

第十七章 肾功能不全

重点	肾功能不全、肾衰竭、急性和慢性肾衰竭及尿毒症的定义；急性肾衰竭发病机制；慢性肾衰竭的功能代谢变化
难点	肾前性、肾性和肾后性急性肾衰竭的区别；慢性肾衰竭时钙、磷代谢障碍的机制
考点	肾衰竭、急性和慢性肾衰竭及尿毒症的定义；急性肾衰竭分类及发病机制；慢性肾衰竭的发病机制及功能代谢变化；急性和慢性肾衰竭及尿毒症的防治原则

速览引导图

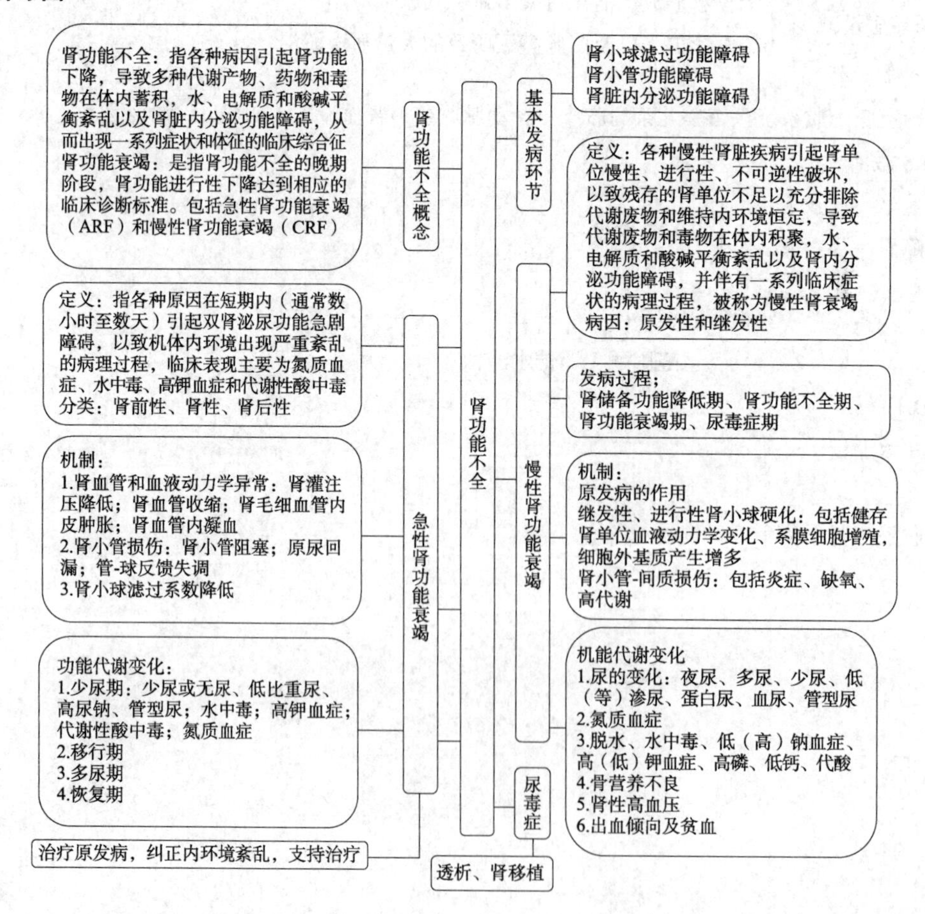

肾功能不全是指各种病因引起肾功能下降，导致多种代谢产物、药物和毒物在体内蓄积，伴有水、电解质和酸碱平衡紊乱以及肾内分泌功能障碍，表现为系列症状和体征的临床综合征。

肾衰竭是指肾功能不全的晚期阶段，肾功能进行性下降，达到相应的临床诊断标准。

一、肾功能不全的基本发病环节

（一）肾小球滤过功能障碍

1. 肾小球滤过率（glomerular filtration rate，GFR）降低

（1）肾血流量减少　动脉血压低于80mmHg或肾血管收缩时，肾血流量明显减少，GFR降低。

（2）肾小球有效滤过压降低　各种病变影响肾小球毛细血管血压、肾小球囊内压或血浆胶体渗透压，一旦导致肾小球有效滤过压降低，GFR降低。动脉血压下降使肾小球毛细血管血压降低或肾小球囊内压升高，导致肾小球有效滤过压降低；血浆胶体渗透压降低可引起肾小球有效滤过压升高，但因其同时导致组织液外渗，循环血量减少，肾素－血管紧张素系统激活，入球小动脉收缩，肾小球毛细血管血压下降更为明显。

（3）肾小球滤过面积减少　肾单位大量破坏时，肾小球滤过面积减少，GFR降低。

2. 肾小球滤过膜通透性的改变

滤过膜完整性破坏或电荷屏障破坏。

（二）肾小管功能障碍

1. 近曲小管功能障碍

近曲小管负责重吸收原尿中水、葡萄糖、氨基酸、蛋白质、碳酸盐、钠、钾等，同时与有机酸排泄有关。因此，近曲小管功能障碍可导致肾性糖尿、氨基酸尿、钠水潴留和肾小管性酸中毒等。

2. 髓袢功能障碍

髓袢与肾髓质间质的高渗状态形成有关。当髓袢功能障碍时，肾髓质高渗环境受破坏，原尿浓缩障碍，可出现多尿、低渗尿或等渗尿。

3. 远曲小管和集合管功能障碍

远曲小管能分泌H^+、K^+和NH_3，对调节电解质和酸碱平衡起重要作用。远曲小管功能障碍可导致钠、钾代谢障碍和酸碱平衡紊乱。远曲小管和集合管在ADH作用下，对尿液进行浓缩和稀释，若集合管功能障碍可出现肾性尿崩症。

（三）肾脏内分泌功能障碍

（1）肾素分泌增多。

（2）肾激肽释放酶－激肽系统功能障碍。

（3）前列腺素合成不足。

（4）促红细胞生成素合成减少。

（5）1，25－$(OH)_2$－D_3减少。

二、急性肾衰竭

急性肾衰竭（acute renal failure，ARF），现称急性肾损伤（acute kidney injury，AKI），是指各种原因引起肾脏泌尿功能短期内（通常数小时到几天）急剧下降，以致机体内环境出现严重紊乱的病理过程。

临床表现：氮质血症、水中毒、高钾血症和代谢性酸中毒。多数患者呈少尿型（少尿或无尿），小数患者呈非少尿型。

（一）分类和病因

1. 按尿量分类

（1）少尿型（少尿：成人每日尿量少于400ml或无尿：成人每日尿量少于100ml）。

(2) 非少尿型。

2. 按病因分类

(1) 肾前性急性肾衰竭　肾前性急性肾衰竭是指肾脏血液灌流量急剧减少所致的急性肾衰竭。肾脏无器质性病变，如果血液灌流恢复肾功能也迅速恢复，故又称功能性肾衰竭或肾前性氮质血症。如肾脏灌注不足持续存在，则可导致肾小管坏死，发展为器质性肾衰竭。

发病机制：主要是各种病因引起有效循环血量减少和肾血管强烈收缩，导致肾血液灌流量和 GFR 显著降低，出现尿量减少和氮质血症等。

(2) 肾性急性肾衰竭　肾性肾衰竭是由于各种原因引起肾实质病变而产生的急性肾衰竭。损伤主要发生于肾小球、肾间质、肾血管和肾小管，又称器质性肾衰竭。

急性肾小管坏死原因：①肾缺血和再灌注损伤；②肾中毒。

(3) 肾后性急性肾衰竭　肾后性急性肾衰竭指由肾以下尿路梗阻引起的肾功能急剧下降。肾脏无器质损害。

发病机制：尿路梗阻使梗阻点上方压力升高，引起肾盂积水，肾间质压力升高，肾小球囊内压升高，导致肾小球有效滤过压下降，GFR 降低，出现少、氮质血症和酸中毒等。

二、发病机制

以急性肾小管坏死引起少尿型 ARF 为例。

中心环节：GFR 下降。

(一) 肾血管及血流动力学异常

表现：肾血流减少，肾内血流分布异常（肾皮质血流严重减少）。

1. 肾灌注压降低

当动脉血压低于 80mmHg，肾血液灌流量明显减少，GFR 降低。

2. 肾血管收缩

(1) 交感-肾上腺髓质系统兴奋　有效循环血量减少或毒物作用，使交感-肾上腺髓质系统兴奋，肾血管收缩，肾血流量减少，GFR 降低。

(2) 肾素-血管紧张素系统（RAS）激活　有效循环血量减少使肾灌注压降低，入球小动脉壁牵张力减小，肾小球球旁细胞分泌肾素；交感神经兴奋刺激肾小球球旁细胞分泌肾素，肾血流量减少。

(3) 肾内收缩及舒张因子释放失衡　血管内皮细胞源性收缩因子分泌增多，舒张因子释放减少，血管持续收缩，GFR 降低。

3. 肾毛细血管内皮细胞肿胀

产能不足，Na^+，K^+-ATP 酶活性减弱，ADP 及毒物直接抑制 Na^+，K^+-ATP 酶活性，导致细胞内钠水潴留，细胞水肿。膜通透性改变和 Ca^{2+}-ATP 酶活性减弱导致胞内钙超载，线粒体氧化磷酸化功能障碍，产能减少，形成恶性循环。

肾毛细血管内皮细胞肿胀，使血管管腔变窄，血流阻力增加，肾血流量减少。

4. 肾血管内凝血

血液黏度升高，纤维蛋白和血小板聚集易导致肾内 DIC，阻塞血流。

(二) 肾小管损伤

肾小管损伤机制：ATP 生成不足、Na^+，K^+-ATP 酶活性、自由基产生增加与清除减少和细胞内游离钙增高。

导致 GFR 降低机制：

1. 肾小管阻塞

管型（细胞碎片、血红蛋白、肌红蛋白）阻塞肾小管管腔，引起少尿；同时导致管腔内压升高，肾小球囊内压增加，有效滤过压降低，GFR 降低。

2. 原尿回漏

肾小管上皮细胞变性、坏死、脱落，原尿经受损管壁处回漏入肾间质，尿量减少；同时导致肾间质水肿，压迫肾小管，造成囊内压升高，GFR 降低。

3. 管－球反馈机制失调

近曲小管上皮细胞受损时对 Na^+ 和 Cl^- 重吸收减少，远曲小管内液中 NaCl 浓度升高，经致密斑感受，肾小球旁细胞释放肾素。此外，肾小管上皮细胞受损时释放腺苷可刺激肾小球旁细胞释放肾素。

（三）肾小球滤过系数降低

肾小球毛细胞血管内皮细胞肿胀、足细胞足突结构变化、滤过膜上窗孔大小及密度减少可降低通透性，同时加之滤过面积减少可降低肾小球滤过系数。

三、发病过程及功能代谢变化

（一）少尿型急性肾衰竭

1. 少尿期

（1）尿的变化　表现：①少尿或无尿；②低比重尿（常固定于 1.010～1.015）；③尿钠高（>40）；④血尿、蛋白尿、管型尿。

（2）水中毒　原因：尿量减少、分解代谢增强内生水增多、摄入或输入液体过多。

（3）高钾血症　原因：①尿量减少，排钾减少；②组织细胞损伤和分解代谢增加，胞内钾释放；③酸中毒使胞内钾外溢；④低钠血症使远曲小管钾钠交换减少；⑤服用含钾或保钾药物，输入库存血。

（4）代谢性酸中毒　原因：①GFR 降低，酸性代谢产物蓄积；②肾小管泌 H^+ 和 NH_3 能力降低，$NaHCO_3$ 重吸收减少；③分解代谢增强，固定酸产生增多。

（5）氮质血症　指肾功能不全时因肾小球滤过下降导致含氮的代谢终产物在体内蓄积，而引起血中非蛋白氮（尿素、肌酐、尿酸）含量增高。主要原因是肾脏排泄功能障碍和体内蛋白质分解增加。

2. 移行期

标志：尿量增加到每日大于 400ml，氮质血症、高钾血症、酸中毒仍存在。

3. 多尿期

每日尿量可达 3000ml 或更多。

多尿机制：肾血流量和肾小球滤过功能逐渐恢复；肾小管上皮细胞开始再生修复，但浓缩功能仍然低下；肾间质水肿消退，肾小管内管型被冲走，阻塞解除；少尿期中滞留在血中的尿素等代谢产物开始经肾小球大量滤出，产生渗透性利尿。

4. 恢复期

患者肾功能显著改善，尿量逐渐恢复正常；血尿素氮和血肌酐基本恢复到正常水平，水、电解质和酸碱平衡紊乱得到纠正；再生肾小管上皮细胞取代坏死细胞；肾功能完全恢复正常仍需约数月甚至更长时间，少数患者因肾小管上皮和基底膜破坏严重，再生和修复不全而转变为慢性肾功能不全。

（二）非少尿型 ARF

患者在进行性氮质血症期内每日尿量持续在 400ml 以上，甚至可达 1000～2000ml。患者 GFR 下降程度较肾小管损伤的程度轻，肾小管部分功能还存在，但尿浓缩功能障碍，故无明显少尿，尿钠含量低，尿比重低，但仍有氮质血症，多无高钾血症。

四、防治的病理生理基础

（1）积极治疗原发病或控制致病因素。

（2）纠正内环境紊乱　纠正水和电解质紊乱（特别是高钾血症）、代谢性酸中毒，控制氮质血症，透析治疗。

（3）抗感染和营养支持。

（4）针对发生机制用药。

五、慢性肾衰竭

慢性肾衰竭（chronic kidney failure，CRF）是指各种慢性肾脏疾病引起肾单位进行性、不可逆破坏，以致残存的肾单位不足以维持内环境稳定，导致代谢废物和毒物在体内积聚，水、电解质和酸碱平衡紊乱以及肾内分泌功能障碍，并伴有一系列临床症状的病理过程。

CRF 病程迁延，呈渐进性，常以尿毒症为结局。

（一）病因

原发性肾疾患和继发于全身性疾病的肾损害。

（二）发病过程

肾储备功能降低期（代偿期）：肾单位破坏尚不严重，肾脏能维持内环境稳定，内生肌酐清除率在正常值的 30% 以上；无临床症状，血液生化指标无异常。

肾功能不全期：肾单位损伤超过 50%，内生肌酐清除率降至正常值的 25% ~30%；肾脏已不能维持内环境稳定，可出现多尿、夜尿，轻度氮质血症和贫血等。

肾衰竭期：肾单位进一步破坏，内生肌酐清除率降至正常值的 20% ~25%；临床表现：明显氮质血症、酸中毒、高磷血症、低钙血症、严重贫血、多尿、夜尿等，并伴有部分尿毒症中毒症状。

尿毒症期：内生肌酐清除率降至正常值的 20% 以下；有明显的水、电解质和酸碱平衡失调、多系统功能障碍，出现一系列的尿毒症中毒症状。

（三）发病机制共同发病环节：肾单位破坏

1. 原发病的作用

病因相关的肾损害导致肾单位破坏，可以是肾小球损伤为主，或是以肾小管损伤或间质破坏为主。

2. 继发性进行性肾小球硬化

（1）健存肾单位血流动力学改变　是造成继发性肾小球持续损伤的主要原因。CRF 发病机制经历了健存肾单位假说和矫枉失衡假说，最终提出了肾小球过度滤过假说。部分肾单位被破坏后，健存肾单位血流动力学发生改变，单个健存肾单位的血流量和血管内流体静压增高，使 GFR 相应增高，形成肾小球高压力、高灌注和高滤过的“三高”状态。健存肾单位的过度灌注和过度滤过导致肾小球纤维化和硬化，进一步破坏健存肾单位，肾单位继发性丧失，最终导致肾衰竭。

（2）系膜细胞增殖和细胞外基质产生增多　原发性损伤引起肾小球的代偿性改变即膜细胞增殖和细胞外基质产生增多造成继发性肾小球损伤。体内外多种物质可导致肾小球系膜细胞增殖和释放细胞因子，使细胞外基质产生增加并沉积，从而导致肾小球纤维化和硬化。

3. 肾小管－间质损伤

（1）慢性炎症诱导肾小管上皮细胞分化，促进肾间质纤维化。

（2）慢性缺氧导致细胞凋亡或肾小管上皮细胞间充质转分化，加重了肾脏纤维化和慢性缺氧，形成恶性循环。

（3）肾小管高代谢　部分肾单位破坏后，健存肾单位的肾小管系统功能代偿性增强，代谢亢进，引起肾小管－间质损害不断加重和肾单位的进一步丧失。

（4）其他因素

如糖尿病、高血压等经蛋白尿、血流动力学改变等加重肾脏疾病进展。

4. 功能代谢变化

（1）尿的变化

①尿量的改变：CRF早期和中期主要表现为夜尿和多尿，晚期发展成为少尿。夜尿指夜间尿量接近甚至超过白天尿量。多尿指成人24小时尿超过2000ml。

CRF患者发生多尿的机制：①原尿流速增快：健存肾单位血流增加，原尿生成增多，流经肾小管时流速增快，肾小管不能充分重吸收，导致尿量增多；②渗透性利尿：健存肾单位滤出的原尿中溶质（如尿素等）含量代偿性增高，产生渗透性利尿；③尿液浓缩功能障碍：肾小管髓袢血管受损，导致髓质高渗环境形成障碍，使尿液浓缩功能降低，尿量增多。

少尿：CRF晚期，24小时总尿量少于400ml。

②尿渗透压的变化：低渗：CRF早期肾浓缩功能减退而稀释功能正常，出现低比重尿或低渗尿。等渗：CRF晚期肾浓缩和稀释功能均丧失，出现等渗尿，尿比重固定于1.008～1.012，尿渗透压接近血浆晶体渗透压。

③尿成分的变化：主要可出现蛋白尿、血尿和管型尿。

蛋白尿指每日尿蛋白持续超过150mg。

（2）氮质血症

CRF时由于肾小球滤过下降导血中非蛋白氮（血浆尿素氮、血浆肌酐以及血浆尿酸氮）含量增高。

（3）水、电解质和酸碱平衡紊乱

①水钠代谢障碍：因健存肾单位减少以及肾浓缩与稀释功能障碍，因摄水不足或丢失水过多，易引起血容量降低和脱水等；摄水过多可导致水潴留、水肿和水中毒等。

随着CRF的进展，肾潴钠及钠调节能力降低。如果钠摄入不足可导致机体钠总量的减少和低钠血症。如摄钠过多易导致钠、水潴留，水肿和高血压。

②钾代谢障碍：因摄钾不足或失钾过多可致低钾血症，晚期发生高钾血症。

③镁代谢障碍：CRF晚期由于尿量减少，镁排出障碍，引起高镁血症。

④钙磷代谢障碍：主要发生高磷血症和低钙血症。

因GFR降低，肾脏排磷减少，由于血液中钙磷浓度的乘积为常数，血磷升高引起低钙血症，继而导致甲状旁腺功能亢进，目的是通过PTH抑制健存肾单位肾小管对磷的重吸收；但因健存肾单位持续减少及PTH的溶骨作用，难以纠正高磷血症；此外，因1，25－$(OH)_2$－D_3及肠吸收功能不足加剧低钙血症。

⑤代谢性酸中毒：主要机制：①肾小管排NH_4^+减少：肾小管上皮细胞产NH_3减少，泌H^+障碍；②GFR降低，固定酸滤过减少而在体内蓄积增多；③肾小管重吸收HCO_3^-减少。

（4）肾性骨营养不良　指CRF时因钙磷及维生素D代谢障碍、继发性甲状旁腺功能亢进症、酸中毒和铝积聚等所引起的以骨盐溶解和骨质钙化障碍为主的骨病。

（5）肾性高血压　主要原因为钠水潴留、肾素分泌增多和肾脏降压物质减少。

（6）出血倾向　主要由于体内蓄积的毒性物质（如尿素、胍类、酚类化合物等）抑制血小板的功能。

（7）肾性贫血　机制：①促红细胞生成素生成减少导致骨髓红细胞生成减少；②体内蓄积的毒性物质抑制骨髓造血功能；③毒性物质抑制血小板功能易致出血；④毒性物质使红细胞破坏增加，引起溶血；⑤肾毒物可引起肠道对铁和叶酸等造血原料的吸收减少或利用障碍。

六、尿毒症

尿毒症（uremia）是指肾衰竭发展到最严重阶段，因肾单位大量破坏，机体发生水、电解质、酸碱平衡紊乱和肾脏内分泌失调，同时伴有代谢终末产物和毒性物质在体内大量潴留而引起的一系列自体中毒症状的综合征。又称为终末期肾衰竭。

（一）尿毒症毒素的来源及分类

来源：①正常代谢产物蓄积，如尿素、胍、多胺等；②外源性毒物如铝未经机体解毒、排泄；③毒性物质经代谢产物；④生理活性物质如 PTH 浓度持续升高。

尿毒症毒素主要按分子量分类。

（二）常见尿毒症毒素

主要包括甲状旁腺激素、胍类化合物、尿素、多胺、中分子量物质等。

（三）功能代谢变化

主要表现为神经系统、消化系统、心血管系统、呼吸系统、免疫系统、皮肤改变及物质代谢紊乱等。

（四）CRF 及尿毒症的防治基础

（1）治疗原发病。

（2）消除加重肾损伤的因素。

（3）饮食控制与营养疗法。

（4）透析疗法 血液透析疗法或腹膜透析。

（5）肾移植。

（李洪岩）

第十八章　脑功能不全

重点	脑功能不全的常见原因及脑功能不全的特点；认知障碍的概念、临床表现、病因和发病机制；意识障碍的概念、临床表现、病因和发病机制以及意识障碍对机体的影响
难点	学习记忆障碍的发生机制、意识障碍的发生机制
考点	认知障碍的病因、发病机制及相关疾病；意识维持和意识障碍的脑结构基础，意识障碍的病因、发病机制及相关疾病

速览引导图

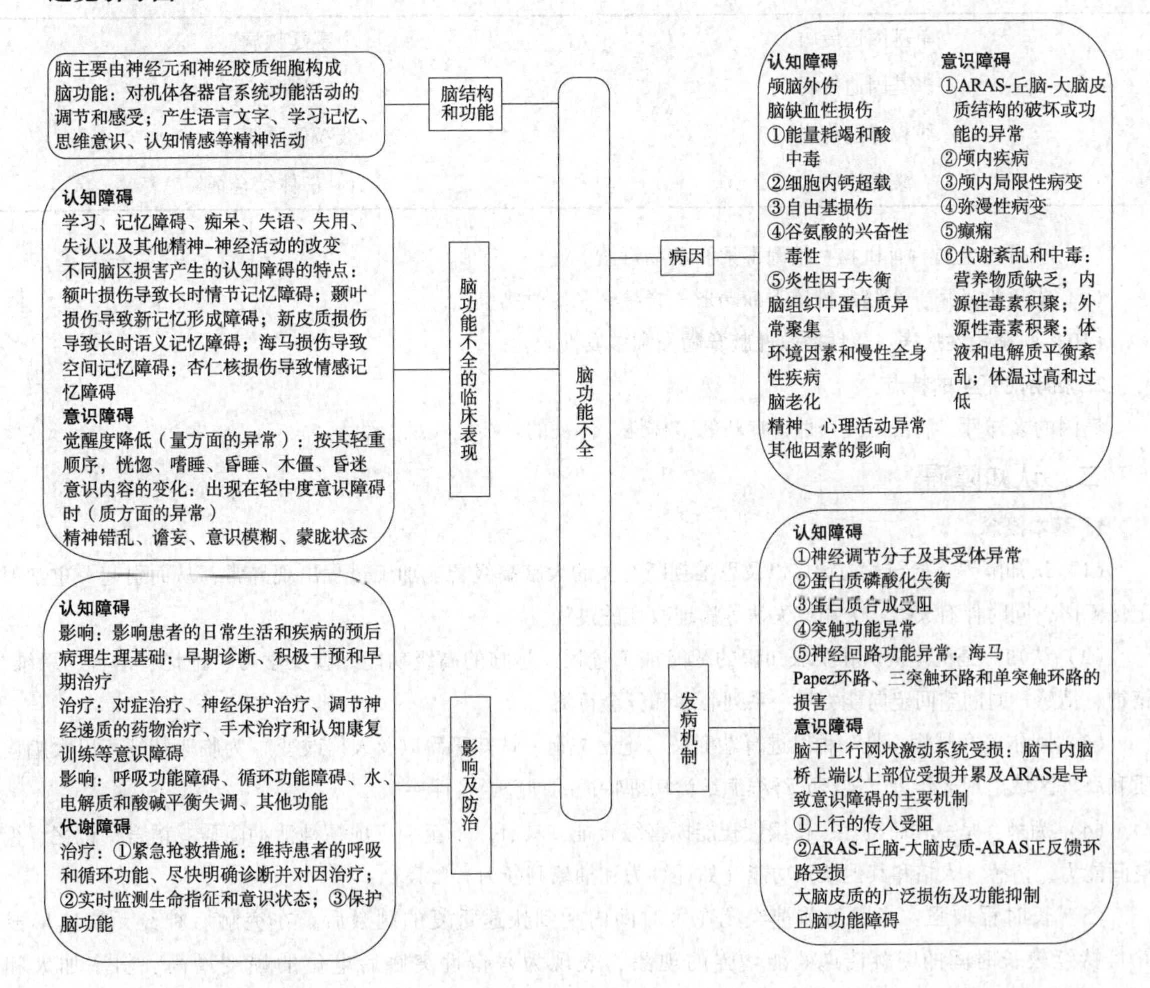

一、脑功能不全的常见原因及脑功能不全的特点

1. 脑功能不全的常见原因

（1）脑血管疾病（表 18－1）

表 18－1　常见脑血管疾病

缺血性脑血管疾病（70%）：脑血流量减少或阻断	脑梗死
	短暂性脑缺血发作
出血性脑血管疾病：高血压、颅内动脉瘤、血管畸形	脑出血
	蛛网膜下隙出血

（2）感染性疾病：细菌、病毒、立克次体、螺旋体、真菌和寄生虫。

（3）神经退行性疾病：AD、PD。

（4）创伤：脑实质损伤和脑膜损伤。

（5）肿瘤：原发肿瘤和转移瘤。

（6）遗传性疾病。

（7）代谢性疾病（表 18－2）。

表 18－2　常见代谢性疾病

单基因遗传病	亨廷顿病
多基因遗传病	癫痫
线粒体遗传病	线粒体脑肌病
染色体病	21－三体综合征

（8）中毒：金属、有机物、细菌毒素和动物毒素。

（9）先天性疾病：小脑扁桃体下疝畸形、脊柱裂和脑性瘫痪。

（10）脱髓鞘性疾病：急性播散性脑脊髓炎和多发性硬化。

2. 脑功能不全的特点

病因的多样性、病情的复杂性、症状的多样性、体征的复杂性和难治性。

二、认知障碍

1. 基本概念

（1）认知障碍：指与学习记忆以及思维判断有关的大脑高级智能加工过程出现异常，从而引起严重学习记忆障碍，同时伴有失语、失用或失认等病理改变的过程。

（2）认知：是机体认识和获取知识的智能加工过程，是脑的高级功能，涉及学习、记忆、语言、思维、精神、情感、时间空间定向能力等一系列心理和社会行为。

（3）阿尔茨海默病：是一种以进行性痴呆（记忆减退、认知障碍以及人格改变）为临床特征，以大脑皮质和海马区域出现老年斑、神经元纤维缠结为病理特征的神经退行性疾病。

（4）痴呆：是一种获得性、持续性智能损害综合征，具有以下至少三项精神活动障碍：语言、记忆、视空间能力、情感、人格和其他认知功能（如计算力和抽象判断力）障碍。

（5）长时程增强：指突触前神经元在短时间内受到快速重复的刺激后，在突触后神经元快速形成并且持续较长时间的突触传递效能增强的现象，表现为兴奋性突触后电位的幅度增高、斜率加大和

潜伏期缩短。

（6）长时程抑制：指突触前神经元在受到持续低频刺激后，在突触后神经元形成的持续较长时间的突触传递效能降低的现象，表现为兴奋性突触后电位的波幅降低，潜伏期延长。

2. 认知障碍的临床表现

（1）学习、记忆障碍和痴呆

①学习：是机体不断接受环境变化而获得新的行为习惯或经验的过程及获得外界信息的神经过程。

②记忆：是处理、贮存和回忆讯息的能力，与学习和知觉相关。记忆过程包括感觉输入→感觉记忆→短时记忆→长时记忆→贮存讯息的回忆等过程。

在大脑皮质不同部位受损伤时，可引起不同类型的记忆障碍，如颞叶海马区受损主要引起空间记忆障碍；蓝斑、杏仁核区受损主要引起情感记忆障碍等。

③痴呆：是认知障碍的最严重的表现形式，是慢性脑功能不全产生的获得性和持续性智能障碍综合征。智能损害包括不同程度的记忆、语言、视空间功能障碍、人格异常及其他认知（概括、计算、判断、综合和解决问题）能力的降低，并常常伴有行为和情感的异常。

（2）失语　失语是指大脑损伤导致的语言交流能力障碍。大脑皮质语言区及优势侧皮质下结构（如丘脑及基底节）病变均可引起。

（3）失用　失用是指脑部疾患时患者在并无任何运动麻痹、共济失调、肌张力障碍和感觉障碍，也无意识及严重认知障碍的情况下，不能在全身动作的配合下，正确地使用一部分肢体功能去完成那些本来已经形成习惯的动作。左侧缘上回、中央前回及胼胝体病变时可致失用症。

（4）失认　失认是指脑损害时患者并无视觉、听觉、触觉、智能及意识障碍的情况下，不能通过某一种感觉辨认以往熟悉的物体，但能通过其他感觉通道进行认识。

（5）其他精神、神经活动的改变　如情绪多变、焦虑、抑郁等

（6）不同脑区损害产生的认知障碍的特点

认知的结构基础是大脑皮质。大脑皮质由主区和辅助区组成，对事物的观察、分析与判断以及对躯体运动的协调均由主区控制，但主区完成这些功能依赖辅助区对行为和智能进行高层次整合。

不同的皮层形态分区分别执行不同的功能。

①额叶皮质：负责自主运动，书写、记忆、创造性思维、判断、远见、社会责任感等复杂的智力活动，该区损伤将导致中侧性偏瘫、失写症、额叶性痴呆、运动性失语症。

②顶叶皮质：对感觉信息的高级加工和整合。顶叶损伤导致对侧感觉障碍、感觉性失读症（此时患者无构语障碍，但不能理解书写的文字）、触觉缺失等。

③颞叶：接受听觉刺激，损伤将导致感觉性失语症。颞叶的海马和蓝斑结构参与记忆加工，损伤时分别引起空间或情感记忆障碍。

④枕叶：接受视觉刺激，该区损伤引起视野缺陷；不能识别物体，不理解物体的用途或生命的形式。

不同脑区损害产生的认知障碍的特点：

额叶损伤导致长时情节记忆障碍。

颞叶损伤导致新记忆形成障碍。

新皮质损伤导致长时语义记忆障碍。

海马损伤导致空间记忆障碍。

杏仁核损伤导致情感记忆障碍。

3. 认知障碍的原因

颅脑外伤、脑缺血性损伤、脑组织中蛋白质异常聚集、环境因素和慢性全身性疾病、脑老化、精神、心

理活动异常和其他因素的影响等。

（1）颅脑外伤。

（2）脑缺血性损伤。

机制：

①能量耗竭和酸中毒

在缺血、缺氧→ATP↓→能量耗竭。

无氧酵解→乳酸酸中毒→细胞 Na^+，K^+－ATP 酶↓→K^+外流，Na^+、Cl^-及 Ca^{2+}内流→细胞损伤。

缺血区乳酸堆积还可引起神经胶质和内皮细胞的水肿和坏死，加重缺血性损害。

②细胞内钙超载

Ca^{2+}超载→线粒体氧化磷酸化↓→能量↓。

Ca^{2+}依赖性酶类↑→细胞成分破坏。

激活磷脂酶↑→膜磷脂降解→游离脂肪酸（花生四烯酸、血栓素、白三烯）↑→血小板↑→微血栓形成，在缺血区增加梗死范围，加重脑损害。

③自由基损伤：自由基产生和清除平衡状态受到破坏而引起脑损伤。钙离子大量内流，NO 增多等，均可促进自由基生成。

④谷氨酸的兴奋性毒性：中枢神经系统中大部分神经递质是氨基酸类，包括谷氨酸、天冬氨酸、γ－氨基丁酸（GABA）和甘氨酸。其中，谷氨酸和天冬氨酸对神经元有极强的兴奋作用，故称为兴奋性氨基酸；GABA 和甘氨酸对神经元行使抑制作用，故称为抑制性氨基酸。

兴奋性毒性：指脑缺血缺氧造成的能量代谢障碍直接抑制细胞质膜上 Na^+，K^+－ATP 酶活性，使胞外 K^+浓度显著增高，神经元去极化，EAA 在突触间隙大量释放，因而过度激活 EAA 受体，使突触后神经元过度兴奋并最终死亡的病理过程。

⑤炎性因子失衡：在脑缺血或神经退行性疾病时，产生多种多效性细胞因子。在致炎细胞因子占主导地位时，加重脑缺血损害，在抗炎因子占主导时，对脑缺血产生保护作用。如白细胞介素－1β（IL－1β），白细胞介素－6 和肿瘤坏死因子－α（TNF－α）加重脑缺血损害。

（3）脑组织中蛋白质异常聚集

机制：

①基因变异后的蛋白异常聚集：最常见的是阿尔茨海默病，受损脑区的 Aβ 淀粉肽的异常聚集。

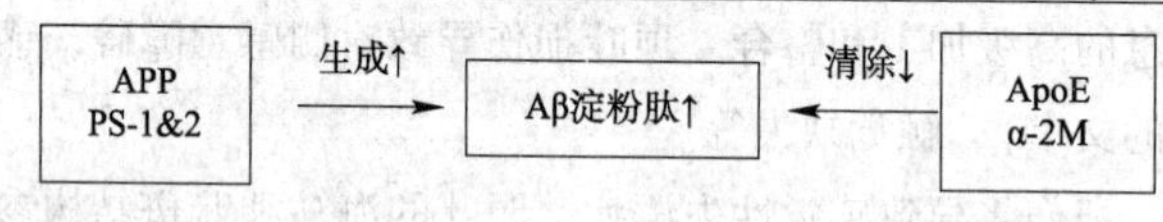

②蛋白质合成后的异常修饰：异常磷酸化、糖基化、泛素化。Tau 蛋白的过度磷酸化是导致神经元纤维缠结的主要机制。组蛋白的过度去甲基化与小鼠的记忆功能障碍有关。

（4）环境因素和慢性全身性疾病。

（5）脑老化。

（6）精神、心理活动异常其他因素的影响。

4. 学习记忆障碍的发生机制

（1）神经调节分子及其受体异常　神经递质及其受体异常如乙酰胆碱、多巴胺、去甲肾上腺素和γ－氨基丁酸等；神经肽异常如精氨酸加压素、生长抑素、神经肽 Y 和 P 物质等；神经营养因子和雌激素水平异常等。

（2）蛋白质磷酸化失衡　可导致短期记忆障碍。如注射特定蛋白质磷酸化的抑制剂，可选择性地抑制短期记忆。

（3）蛋白质合成受阻 新蛋白质合成受阻可导致长期记忆障碍。CREB 在学习记忆过程中发挥重要作用，敲除 CREB 基因的小鼠可出现长期记忆障碍。

（4）突触功能异常 导致突触传递障碍的因素有突触前递质释放失衡、突触间隙递质清除异常和突触后异常。

（5）神经回路功能异常 海马 Papez 环路、三突触环路及单突触环路的损害均可导致学习记忆障碍。

海马 Papez 环路：海马→穹窿→乳头体→乳头体丘脑束→丘脑前核→内囊膝状体→扣带回→海马

三突触环路：内嗅皮层→齿状回→CA3 区→CA1 区→内嗅皮层

单突触环路：内嗅皮层→CA1 区→内嗅皮层

5. 认知障碍对机体的影响

影响患者的日常生活和疾病的预后。

6. 认知障碍防治的病理生理基础

要早期诊断、积极干预和早期治疗。根据病情，可进行对症治疗、神经保护治疗、调节神经递质的药物治疗、手术治疗和认知康复训练等。

三、意识障碍

1. 基本概念

（1）意识 指人们对自身状态和环境的感知以及对外界刺激做出恰当反应的能力，是人脑反映客观现实的最高形式。它包括意识清晰度（觉醒成分）和意识内容两个组成部分。脑干上行网状激动系统激活大脑皮质，使其维持一定的兴奋性，保持觉醒状态，在此基础上形成意识内容；意识内容是大脑皮质广泛联系区活动的结果，包括思想、记忆、定向、情感等，并通过视觉、语言、技巧性运动和复杂的机体反应与外界环境保持正常的联系。

意识
- 意识内容：包括认知、情感、意志活动等高级神经活动，能对自身和周围环境做出理性的判断并产生复杂的反应，属大脑皮质的功能
- 觉醒状态：与睡眠呈周期性交替的清醒状态，能对自身和周围环境产生基本的反应，属皮质下中枢的功能（脑干上行网状激动系统）

（2）意识障碍 指觉醒系统的不同部位受到损伤，产生觉醒度降低和意识内容的异常变化。意识障碍往往是急性脑功能不全的重要表现之一，是病情变化的重要信号，其程度可以作为反映病情轻重的重要指标。其病理学基础是大脑皮质、丘脑和脑干网状系统的功能异常。

2. 意识障碍的临床表现

觉醒度降低（量方面的异常）按其轻重顺序表现如下。

（1）恍惚 对直接刺激可出现反应，能对答问话，但对周围事物漠不关心。

（2）嗜睡 卧床即能入睡，呼之可醒，但觉醒的持续时间短暂。

（3）昏睡 较前者重，对觉醒刺激有短暂的反应，无觉醒刺激时重又入睡。

（4）木僵 对周围的事物一般无反应，但强烈刺激或反复刺激能引起反应。

（5）昏迷 意识完全丧失，大小便失禁，角膜反射、腱反射、皮肤反射和瞳孔对光反射均丧失，对外界刺激无反应，但可出现无意识的运动，如呻吟、肢体偶动等。昏迷是最严重的意识障碍。

意识内容的变化出现在轻中度意识障碍时（质方面的异常）表现如下。

（1）精神错乱 见于轻度意识障碍的情况下，表现为思维混乱，对周围事物难以理解和辨别。

（2）谵妄 见于轻度或中度意识障碍的情况下，有幻觉、错觉和妄想并有精神运动型兴奋，间或能正确地识别周围事物。

（3）意识模糊　往往伴有意识障碍、记忆障碍、注意力涣散，对周围事物漠不关心，对复杂事物难以理解和识别，时空间定向力丧失，运动活动协调障碍，呈无欲状。

（4）蒙眬状态　表现为错觉、梦幻觉，可突然出现无目的行为，行为多接近于正常。

3. 意识障碍的原因

（1）颅内疾病

①颅内局限性病变：常见于颅脑外伤、脑血液循环障碍和颅内占位性病变。

②弥漫性病变：颅内感染、颅脑外伤、蛛网膜下隙出血、脑水肿、脑退行性变性及脱髓鞘性病变。

③癫痫。

（2）代谢紊乱和中毒

①营养物质缺乏：常见于缺氧、缺血及低血糖。

②内源性毒素积聚：常见于肝性脑病、肾性脑病、肺性脑病和乳酸酸中毒。

③外源性毒素积聚：工业毒物、药物、农业中毒等。

④体液和电解质平衡紊乱：高渗性、低渗性昏迷、酸碱中毒、高钠血症、低钠血症、低钾血症等。

⑤体温过高或过低。

4. 意识障碍的发生机制

意识是脑干、间脑和大脑皮质之间结构上相互密切联系和功能上互相影响的结果。脑干上行网状激动系统是维持大脑皮质的兴奋性，使机体处于觉醒状态，从而保持意识存在的主要结构，其功能障碍和结构的损伤是意识障碍的主要机制。

（1）脑干上行网状激动系统受损　脑干内脑桥上端以上部位受损并累及脑干上行网状激动系统是导致意识障碍的主要机制。

（2）大脑皮质的广泛损伤及功能抑制　代谢紊乱和中毒引起的大脑皮质广泛损伤或功能抑制时，也可产生意识障碍。多不伴有局灶性神经病学体征，脑干功能可保留。

（3）丘脑功能障碍　非特异性丘脑核接受脑干网状结构上行纤维并向大脑皮质广泛部位投射，终止于大脑皮质，构成非特异投射系统，参与维持大脑皮质觉醒状态。

5. 意识障碍对机体的影响

（1）呼吸功能障碍

①呼吸中枢受压：各种颅内病变、弥漫性的脑损害常常导致颅内压升高，进而压迫脑干、延髓或脑桥，导致昏迷。脑干受压常引起呼吸节律和深度的改变，通常引起通气不足，导致缺氧和 CO_2 潴留；延髓也受压，甚至导致呼吸停止。

②肺部感染：重症的肺部感染不但导致呼吸功能障碍，其引起的高热和大量毒素的吸收又将进一步加重意识障碍。

（2）循环功能障碍　在意识障碍的发生发展过程中，除引起意识障碍的许多原发病因可导致脑灌流不足外，脑水肿、颅内压升高造成的脑循环障碍、血管活性因子失常导致的脑血管痉挛、继发性呼吸功能障碍引起的脑缺氧等，常常引起继发性脑灌流不足，导致脑功能进一步损害，加重意识障碍。

（3）水、电解质和酸碱平衡失调　在昏迷的整个病程中，各种不同的水、电解质、酸碱平衡紊乱都可能出现，继发性水、电解质、酸碱平衡紊乱又会进一步加重患者的意识障碍。

（4）其他功能代谢障碍　体温调节障碍病损波及体温调节中枢，导致体温调节障碍，患者可出现过热或体温过低。

①应激性溃疡：下丘脑和脑干受压可引起上消化道的糜烂、出血，出现应激性溃疡。

②负氮平衡：若无适当的营养支持，常可在短期内出现营养障碍。

③抽搐：持续的抽搐可造成神经细胞和血－脑屏障的严重损害，进一步加重意识障碍，并严重扰乱呼吸和循环功能。

6. 意识障碍防治的病理生理基础

（1）紧急应对措施　指在昏迷原因尚未确定之前的应急处理措施，以避免可能出现的各种生命功能的障碍和衰竭。

（2）尽快明确诊断以对因治疗　早期的病因治疗是减少脑损害、挽救患者生命的根本措施，如针对中毒患者的洗胃治疗及使用相应的拮抗药物等。颅内出血、血肿的相应内外科处理等等。

（3）生命指征、意识状态的监测　必须严密监控血压、呼吸、脉搏、体温、瞳孔等生命指征，以便及时应对各种紧急情况。而意识状态的细致观察对干中枢神经系统的受损程度、预后评估都极其重要。

（4）脑保护措施　控制抽搐，减轻脑水肿、降低颅内压，改善脑代谢和脑血流等。